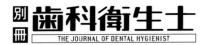

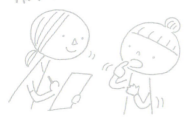

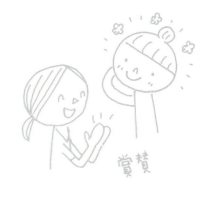

信頼がうまれる患者対応の技術

歯科医院のための医療面接スタートガイド

監著 西田 亙

著 香川県歯科医療研鑽の会

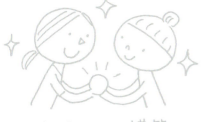

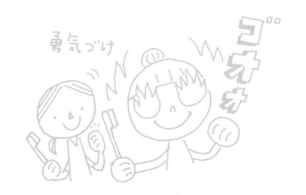

クインテッセンス出版株式会社 2017

QUINTESSENCE PUBLISHING

Berlin, Barcelona, Chicago, Istanbul, London, Milan, Moscow, New Delhi, Paris, Prague, São Paulo, Seoul, Singapore, Tokyo, Warsaw

クインテッセンス出版の書籍・雑誌は、歯学書専用
通販サイト『歯学書.COM』にてご購入いただけます。

PC からのアクセスは…
歯学書 検索

携帯電話からのアクセスは…
QR コードからモバイルサイトへ

はじめに

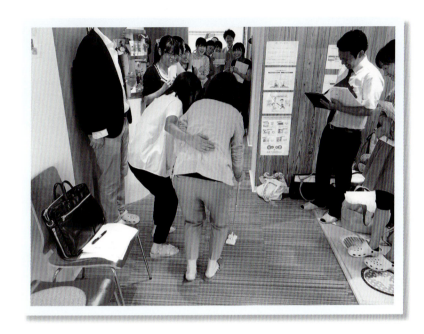

　2016年夏、香川県で開催された初めての"チェアサイド医療面接セミナー"の様子を、筆者は今でも昨日のことのように思い出すことができます。

　写真は、"高齢者の招き入れ"をテーマにロールプレイングを行った時に撮影したものです。中央の2人、左側がエスコートする歯科衛生士役、右側が高齢者の患者さん役ですが、この"お婆さん"、実は卒業後間もないピチピチの歯科衛生士さんなのです（院長先生が思わず差し出した、杖代わりのフロアクリーナーにご注目!）。

　当日、筆者は100枚以上の写真を撮影しましたが、後から見直した時もっとも心を揺り動かされた写真が、この1枚でした。2人の迫真のロールプレイングを見守る、参加者全員のなんとも言えない幸せな笑顔。この笑顔の意味ははたしてどこにあるのか？

セミナー修了後、しばらくその意味を自分なりに探し続けたのですが、今は「この笑顔こそが医療面接が目指すものである」と考えています。

　見返りを求めない真心に基づいた会話と仕草は、患者さんのためだけにあるのではありません。患者さんの笑顔と幸せは、われわれスタッフ自身の幸せでもあるのです。「患者さんとスタッフ、双方が倖せに至るための学問」、それが医療面接です。

　医療面接は、一冊の本を読めば身につくほど簡単なものではありません。しかし、本書に記された基本的知識と勘所、そして6つの歯科医院の実践から導かれた貴重な記録は、これから挑戦する方々にとって最良の道標となることでしょう。

にしだわたる糖尿病内科
西田 亙

CONTENTS

はじめに 3
執筆者一覧 8

総論編　医療面接は誰に何をもたらすか
西田 亙

医療面接は、単に患者さんから情報を効率よく聞き出すためのテクニックではありません。
まずは、医療面接のなりたちを知るとともに、本書で学ぶ医療面接の果たす役割を知りましょう。

本書で伝える「医療面接」について 12
医療面接は「患者の面接をすること」ではない 13
医療面接では何がなされるか 14
医療面接は双方が倖(しあわ)せに至るための学問 17
　[医療面接の参考書] 18

各論編　歯科医院のための医療面接の勘どころ
西田 亙

必要な情報を収集し、信頼関係を構築し、賞賛を通して行動変容のための勇気を与える──
そんな医療面接を実現するための勘どころを、一般歯科医院での具体的な実践法に落とし込みました。

[その1] まずはマスクを外すことから 22
[その2] 言葉の前に、笑顔と眼差し 22
[その3] 高さが主従を支配する 23
[その4] 相手の首が曲がらないように 25
[その5] あなたが誰なのかを伝える 26
[その6] 共感を育むための「送り返し」と「妥当化」 26
[その7] 共感を育む魔法の言葉 28
まとめ ──満たし満たされる外来のために── 30

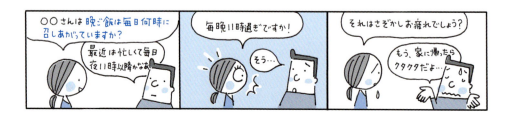

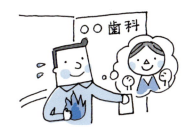

実践編　歯科医療面接でチェアサイドがここまで激変！6医院の実例集
香川県歯科医療研鑽の会

医療面接で何が変わるのか 32
小西弘晃

Clinic 1　みどりの歯科医院
待合室と診療室でのスタッフの動きを徹底的に見直した 34

医療面接に取り組み始めた頃は人手不足だったため、情報収集に必要なシートの作成などは後回しにして、まずは待合室と診療室でのスタッフの動きを見直すことから始めました。

[取り組み1] 来院者に敬意を払う 35
[取り組み2] 目線を合わせる 35
[取り組み3] 呼び入れから退室誘導までの見直し 36

Clinic 2　小西歯科医院
敬意を伝える行動でプラークが減らない理由が見えるようになった 44

医療面接で患者さんからいろいろ話を聞けるようになって感じたことは、歯磨きは生活の一部であること。そこで、相手の生活背景を理解したうえで口腔衛生指導に活かすようになりました。

[取り組み1] まずは自己紹介から 45
[取り組み2] スリッパをそろえる 46
[取り組み3] いきなり主訴について聞かない 47
[取り組み4] "There is a reason."を考える 49

Clinic 3　香川大学前はこざき歯科医院
改良版カウンセリングシート&声かけで対応の質を向上 54

もともと使用していたカウンセリングシートを改良し、内容の充実化を図ることで、どのスタッフが対応しても差が出ないようにするとともに、ちょっとした声かけにも気を配るようになりました。

[取り組み1] ていねいさが伝わる誘導をする 55
[取り組み2] 患者さんと向き合い、目線を合わせる 56
[取り組み3] 「カウンセリングシート」の活用 57

Clinic 4　阿部歯科医院
カウンセリング資料による患者さんの情報共有を見直した..................................62

患者さんの情報を共有しやすくし、誰がアシストについてもすぐに情報を得られるようにするために、
これまでのカルテに加えて、サブカルテを導入し始めました。

[取り組み1] 初診時カウンセリングの時間をとる..................................63
[取り組み2] カウンセリング資料の作成..................................64
[取り組み3] 特別感・満足感・安心感を与える..................................65

Clinic 5　むね歯科クリニック
患者さんの笑顔を生むくふうは受付から診療室までシームレス!..................................70

開院直前に西田先生のセミナーを受講し、医療面接に取り組むことに。診療室だけでなく、
受付も医療面接の場として重要視し、診療前から診療後まで一貫したていねいな対応を可能にしました。

[取り組み1] 受付も医療面接の場として使う..................................71
[取り組み2] 担当歯科衛生士制の導入..................................72
[取り組み3] 親子での来院にはひと手間かける..................................75

Clinic 6　新枝歯科医院
とにかく患者さんとたくさん話せるシステムを開院までに構築した..................................78

開院の数ヵ月前からスタッフ全員でロールプレイングに励んできたとともに、
患者さんからできるだけ多くの情報を聞き取るためのシートの作成にもこだわってきました。

[取り組み1] 初診時医療面接＆セカンドカウンセリングで徹底的に話す..................................79
[取り組み2] カウンセリングツールにこだわる..................................82
[取り組み3] ロールプレイングで猛特訓..................................83
[取り組み4] 役割によって患者応対を使い分ける..................................84

おわりに..................................87

教育が歯科医院の質を上げる
外部指導が効率よく成果を生む

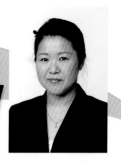

本気で取り組む院長先生限定

コンサルティング

- 外部から見た医院の現状をズバリ<u>医院診断</u>
- <u>予防歯科医院創り</u>を定期サポート
- <u>抜群の技術</u>を持った歯科衛生士に育成指導
- 円滑な<u>コミュニケーション</u>技術の指導

Himmelのこだわり

- 基本がオーダーメイドプログラム
- 基礎となる知識をかためてからの着実な技術指導
- 成長や成果を確認しながらのステップアップ

（働きやすい環境創り）

スタッフの職業意識向上が定着率を高めます

開業.リニューアルコンサルティング　スタッフ指導，図面や引っ越しアドバイス，収納実務サポート
消毒滅菌システム構築から指導まで　機材選定アドバイスや医院の5S指導，院内セミナー
専門に特化した講師陣の出張セミナー　新卒衛生士技術指導・口腔内写真カメラワークセミナー

地域の来院者に合わせたオーダーメイドなスタッフ教育が定評です

田上めぐみ
株式会社Himmel 代表取締役社長
- 1989年 関西歯科衛生士専門学校卒業
- 2001年より開業サポート,スタッフ育成を行う
- 2006年 歯科コンサルティング業株式会社Himmel設立
  〜設計図面が書ける,図面が読めるDH〜

杉元信代
- 1986年 兵庫県立総合衛生学院歯科衛生士学科卒業
- 1992年 佛教大学社会学部社会福祉科卒業
  カウンセラーとしての知識を生かし心理学を
  取り入れたセミナーが好評！

田上めぐみ 著書
クインテッセンス出版株式会社
歯科医院経営実践マニュアル
Vol.17これで万全歯科医院の受付マニュアル
Vol.32歯科医院の整理整頓清掃マニュアル
月刊「歯科衛生士」多数掲載

杉元信代 著書
デンタルダイヤモンド社
歯科医院で働く講座シリーズ
歯科医院で働くスタッフのためのお仕事マナー講座
歯科医院で働くスタッフのための'はじめて'教える講座
歯科医院で働く若手ドクターのためのチームデビュー講座

全国対応　定期訪問いたします
株式会社Himmel（ヒンメル）
〒592-0004　大阪府高石市高師浜3丁目3番14号
TEL/FAX　072-261-3507　　携帯　090-3978-9893

詳しくはWebフォームより
お問い合わせください

歯科ヒンメルで検索http://　www.himmel.co.jp

執筆者一覧

監修・執筆

西田 亙

にしだわたる糖尿病内科 院長
糖尿病専門医、医学博士
広島県広島市出身

1988年　愛媛大学医学部卒業
1993年　愛媛大学大学院医学系研究科修了（医学博士）
1994年　愛媛大学医学部・第二内科 助手
1997年　大阪大学大学院医学系研究科・神経生化学 助手
2002年　愛媛大学医学部附属病院・臨床検査医学（糖尿病内科）助手
2004年　愛媛大学医学部で医療面接の教育責任者を担当（～2012年）
2008年　愛媛大学大学院医学系研究科・分子遺伝制御内科学（糖尿病内科）特任講師
2012年　にしだわたる糖尿病内科を開院、現在も外来で日々医療面接を実施している

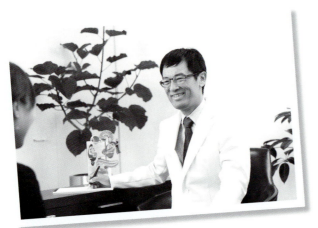

自院の診療室で医療面接を行う筆者。

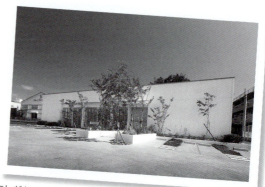

にしだわたる糖尿病内科。

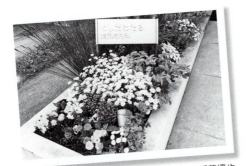

にしだわたる糖尿病内科では、患者さんをまず花壇や受付で季節折々の生花が出迎えてくれる。

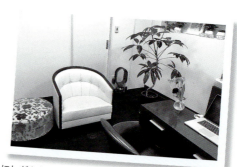

にしだわたる糖尿病内科の診察室。患者さんは緑と花に暖かく出迎えられ、診察室を出る頃には皆が笑顔になっている。

執筆　＊チーフ、＊＊サブチーフ

香川県歯科医療研鑽の会

【みどりの歯科医院】

院長	蔦川裕来
副院長	蔦川路子
歯科医師	蔦川直樹
歯科衛生士	藤井敬子[*]、三木あゆみ[**]、渡邊彩夏、仁木奈那子、大西史子
歯科技工士	志村 実
歯科助手／受付	徳井 瞳[*]、浦野裕子

【小西歯科医院】

院長	小西賢二
副院長	小西弘晃
歯科医師	小西志奈子
歯科衛生士	黒田史子、木村稔子、池田早希
歯科技工士	絹笠賢二
歯科助手／受付	大石 彩、佐藤稔子、河原愛子

【香川大学前はこざき歯科医院】

院長	箱崎達司
歯科衛生士	松野 祥[*]、木村伸恵、三木晴美、石尾紗央里
歯科助手／受付	清水 希、湯原麻衣

【阿部歯科医院】

院長	阿部直樹
副院長	阿部健一郎
歯科医師	三谷清二、武田祥子、中井 史、田中麻央
歯科衛生士	秋山みちよ、山本紗吏奈、谷本十保、松下りみ
歯科助手／受付	太田成美、戎谷牧子、山﨑仁美

【むね歯科クリニック】

院長	髙木宗弘
歯科衛生士	玉田由樹子、山本奈津紀、有馬百合香
歯科助手／受付	髙木里香

【新枝歯科医院】

院長	新枝誉志也
歯科衛生士	野田安由実[*]、出来菜都美、髙岡真奈美、向井裕子
歯科助手／受付	藤原友香里、鍋島涼香

総論編

医療面接は誰に何をもたらすか

西田 亙　にしだわたる糖尿病内科 院長

医療面接は、単に患者さんから情報を効率よく
聞き出すためのテクニックではありません。
まずは、医療面接のなりたちを知るとともに、
本書で学ぶ医療面接の果たす役割を知りましょう。

本書で伝える「医療面接」について

外来における最高の徳は「治療継続」

　まず最初に、**外来においてもっとも重要なことは何か**を考えてみましょう。

　筆者は、糖尿病内科が専門ですが、**外来における不幸は、しばしば患者さんが勝手に治療中断した際に起こる**ことを経験してきました。たとえば、治療中断の結果、眼底出血による視力障害を来したり、腎不全が急激に進行し人工透析が導入されてしまったり……。いずれも、定期通院さえしていただけていれば、多くの場合は防ぎ得た不幸です。

　患者さんの不幸は、同時にクリニックの不幸でもあります。定期通院する患者さんを失うことは、診療報酬の喪失へとつながるからです。これは、歯科外来においても同じことでしょう。

　そのように考えれば、外来における最高の徳は**治療継続**にあると言えます。たとえ日常のブラッシングが不十分であったとしても、定期的に通院さえしてもらえれば、う蝕や歯周病の進行が起こっても、早期発見と治療ができるのではないでしょうか。もちろん、定期通院はクリニックの収益にとっても重要な宝です。患者さんに喜んで定期通院してもらえれば、予防し得る不幸からその体を守ることができますし、医院経営には好循環をもたらし、ひいてはスタッフも恵まれた勤務条件に預かることができるでしょう。

　患者良し、院長良し、スタッフ良し。この"三方良し"を実現するために必要となる学問が"医療面接"です。

実践力を求め、医歯学部教育に導入された医療面接学

　医療面接は、日本の学部教育に組み込まれてまだ十数年の歴史しか持たない、比較的新しい学問です。

　日本における医療面接の産声は、2005年に遡ります。同年、医学部および歯学部において、OSCE（Objective Structured Clinical Examination：客観的臨床能力試験）*が正式に導入されました。OSCE導入以前の世代（現時点で30代後半以上の医師・歯科医師が相当）は、5年生の病棟実習開始前に、特別な臨床実習試験は受けていませんでした。しかし、OSCE導入後は、医学部においては

- 医療面接
- バイタルサイン
- 頭頸部診察
- 胸部診察
- 神経診察
- 四肢脊柱
- 救急

歯学部においては

- **医療面接**
- 基本的診察／検査
- 基本的技能
- 説明指導
- 基本的臨床技能

など、全分野の臨床実習試験に合格しなければ、病棟実習への参加が許されなくなったのです。

　この必須項目の中で、医学部と歯学部に共通する唯一の項目が、医療面接です。

*OSCE：OSCEは名前のとおり、客観的な臨床能力を点数化する試験です。医学部・歯学部教育においては、長きにわたり学科試験のみが重要視されてきましたが、欧米を中心に知識偏重教育を反省する気運が高まり、誕生しました。現在、OSCEは**歯科衛生士教育**にも試験的に採用され始めており、将来は必須教科として定着するでしょう。

医療面接学は理想のコミュニケーションへの近道

　筆者は、愛媛大学医学部在籍時代、医療面接の教育責任者を担当していました。もっとも、自分自身はOSCE世代ではなかったため、医療面接についてはゼロから学ぶところから始めました。国内外のテキストを参考にするとともに、医学部生相手の講義・ロールプレイングを通して、何年も試行錯誤を重ねながら、授業内容をくふうしていきました。大学を辞めた後、クリニックを開院してからは、毎日の外来を通してさらに医療面接技法を深めています。

　本書で述べる医療面接は、医学部で培われたものを基本に置きながら、筆者独自の経験と私見を交えた実践派の学問で

す。**クリニックのための医療面接学**と言えるかもしれません。

　筆者は、医師になって30年が経過しますが、思い起こせば20代・30代・40代と、患者とのコミュニケーションにおいて、これまで数えきれぬほどの失敗を重ねてきました。もっと若い頃に医療面接学に出会っていれば、その失敗の多くは防げたはずです。

　学びを登山に例えるなら、学問は頂上に向けた**最短ルート**を教えてくれる先人の智慧です。読者の皆様には、本書で語られる医療面接学を最大限活用され、理想のコミュニケーションを最小限の苦労で達成されることを願っています。

医療面接は「患者の面接をすること」ではない

面接ではなく Inter-view（インタビュー）

　それでは、最初に医療面接という言葉の意味から考えてみましょう。医療面接という日本語は、英語の medical interview（メディカル・インタビュー）に由来しています。歯科医療面接であれば、dental interview（デンタル・インタビュー）となるでしょうが、双方に共通する"interview"が重要です。

　interviewは、interとviewから成り立つ言葉であり、interは「お互いに」、viewは「見合う」、つまり**「お互いがお互いを見合う」**ことを意味しています。ところが、面接という日本語からは、この「お互いに」という観念が、すっぽりと抜け落ちているのです。

　日本人は古来より、外来語を和訳する能力に長けた民族ですが、ことinterviewに関しては、「互いに」というもっとも大切な視点が欠落しています。このため、**面接**という言葉を使っている限り、私たちはどうしても**上から目線**で患者を捉えてしまうのです（図1 **a**）。

　そこで、今日からは面接ではなく"inter-view"で患者さんを捉えるようにしてみましょう（図1 **b**）。「相手やその家族も自分を見ている」、この事実に気づくだけで外来は大きく変わります。

図1　面接とInter-viewの違い

a 面接

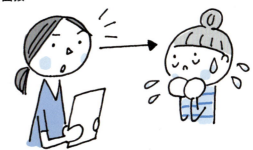

b Inter-view

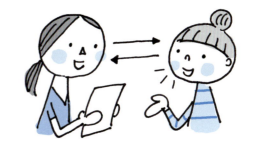

われわれが患者を診る時、われわれも値踏みされている

　筆者は医学部時代、医療面接講義の最初において、医学部生に向けて次のように話しました。

　「医療面接の『面接』は、英語では"inter-view"であり、お互いに見合うことを意味している。君たちは、OSCEに合格すると来春から晴れて学生医師として病棟に向かうことになる。その時、患者さんとその家族もまた、君たちのことを見ていることをけっして忘れないように。自分たちがつねに"値踏みされている"ことを意識できれば、立派な医師になれるだろう」

　身なり、言葉、そして所作のすべてを、私たちは日頃の外来で「値踏み」されています（次ページ図2）。まずは、この緊張感と自覚を持つことから始めましょう。

　以後、便宜上「医療面接」という言葉は使いますが、読者の

皆様はつねに"inter-view"を意識しながら読み進めていただければ幸いです。

図2　値踏みされる自覚を

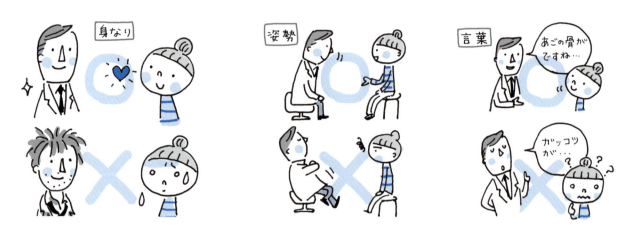

医療面接では何がなされるか

医療面接が目指す4つの機能

筆者が考える医療面接の機能は、図3に示す4つから構成されます（この順番に難易度は上がります）。

図3　医療面接の4つの機能

1　情報収集
医学的・歯学的情報を患者から聴取し、これを記録する

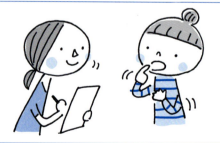

2　信頼関係の構築
患者との間に信頼関係を構築し、情報収集に役立てる

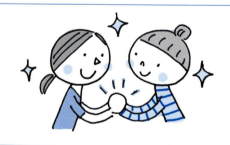

3　賞賛
患者の中に宝を見出し、これを賞賛する

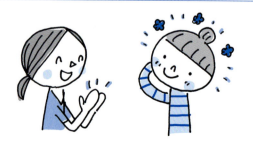

4　勇気づけ
患者に勇気を与え、行動変容へと導く

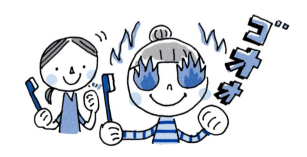

「情報収集」と「信頼関係の構築」は医療面接の基本

　主訴や現病歴、家族歴や既往歴などの聴取が、最初の「情報収集」にあたります。基本中の基本とも言えるものですが、実際は簡単ではありません。たとえば、初診患者の全員から職業や家庭環境を正確に聴取することは、至難の業であるはずです。皆様もそうだと思いますが、**自分のプライバシーに関することは、普通は他人には話さない**からです。そこで重要になるものが、次の「信頼関係の構築」です。

　外来が高齢化する中、ほとんどの患者さんにとって、院長やスタッフは年下の存在です。初対面で年下の相手に、自分のプライベートに関する情報を話すでしょうか？　簡単には話さないですよね。ここが外来における最初の関門になります。

　「この院長先生は若いけれどしっかりしている」「この歯科衛生士さん、まだ若いのに真心が感じられる」。そのような**値踏み**を通して、信頼関係は静かに**構築**されていくのです。**身なり、所作、言葉、これらすべてが信頼関係の構成要素**ですが、もしもそれらに問題があれば、逆に信頼関係の**破壊**へ直結してしまい、もはや正確な情報は聴取できません。具体的な信頼構築方法については、次パート「各論編」で解説します。

　一般的な医療面接の教科書には、これら情報収集と信頼関係の構築までは書かれていますが、賞賛と勇気づけについてはまず書かれていません。この2つは、筆者自身の臨床経験と歯科界からの学びを通して発見したものです。

若き歯科衛生士から学んだ「賞賛」

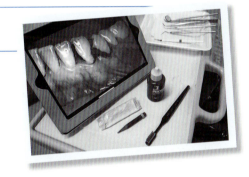

　賞賛——これは今から4年前、ある若い歯科衛生士さんから学びました。当時の筆者は、まだまだブラッシングもへたで、赤染めすると、歯間部に磨き残しが見つかりました。その歯科衛生士さんは、赤染めした口腔内写真を見せながら「先生、どうすればこの磨き残しが取れますかねぇ？」と、まるで小学生を諭すように優しく声をかけてくれたのです。

　それまで横磨きしかしていなかった筆者は、その写真を見て、慣れないながらも縦磨きにトライしました。当然のことながら、歯間の染色部は消えます。すると、その歯科衛生士さんは、「西田先生、すごい〜!!」と、満面の笑みをたたえながら**拍手で褒めたたえてくれたのです。筆者は今でも、この時の気恥ずかしさと嬉しさをよく覚えています。と同時に、人間というものは、褒められるとこれほどまでに嬉しく、また勇気づけられるこ**とを知りました。

　その翌日からというもの、自院の外来においても、血糖値が下がれば拍手、体重が下がれば拍手、血圧が下がれば拍手、検査に褒めるところがなければおしゃれな服装に拍手と、相手の中になにがしかの**宝**を見つけては、賞賛するようになりました。

　最初はこちらも気恥ずかしかったのですが、**どんなに気難しい表情をした初診患者であっても、心からの賞賛を向ければ、自然と笑顔になる**のです。かつて、チェアサイドで褒められた時の筆者と同じように。

喜びを与えれば勇気になる

　心の底からの褒め言葉に対して、不快感を示す人はいません。賞賛は**喜び**として受容され、やがては**勇気**へと昇華していきます。勇気は**新しい一歩**、すなわち行動変容を踏み出すための原動力なのです。

●今まで足を運ぶことがなかった歯科医院への定期通院を始める

●1日1回しか磨いていなかった歯磨きを3回に増やす
●生まれて初めて歯間清掃にも挑戦する

　これらすべての新しき世界への船出は、勇気によってもたらされます（次ページ図4）。チェアサイドで語りかけられるただ一言の言葉と賞賛が、勇気を与え、生涯にわたる行動変容を生み出せることを、けっして忘れないでください。

図4 勇気づけが新しい一歩を産み出す

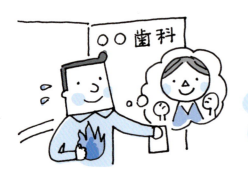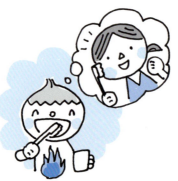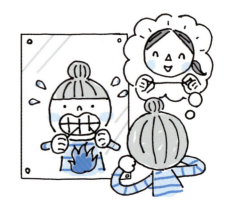

心に貯金をして帰す

　小児歯科医である岡崎好秀先生（国立モンゴル医学科学大学客員教授）は、ご自身の診療哲学を「心に貯金をして帰す」という言葉で表現されています（**図5**）。

　泣き顔のままで子どもを帰してしまえば、その子は心に「借金」を重ね、将来歯科医院に通わない大人になってしまう。だから、たとえ途中で泣くことがあろうとも、最後は「よくがんばったね、バイ菌マンはいなくなったよ。お口はピカピカになった、きれいなお口でまた来てね！」と、褒めたたえ、抱きかかえ、握手し、笑顔で帰さなければならない。岡崎先生は、これを「心に貯金をして帰す」と言われるのです。

　筆者は内科医ですが、初めてこの診療哲学を目にした時、精神に電撃が走りました。筆者自身も幼少時代、さんざん心に借金を重ねられ、歯科医院が大嫌いな大人になっていました。その結果として、智歯周囲炎による抜歯時以外、歯科医院を受診することはなく、立派な「歯周病男」になり果てていたのです。

と同時に、この言葉は小児歯科で生まれたにもかかわらず、医科の世界でも普遍的に通用することに気付きました。

図5 岡崎好秀先生の名刺に記された診療哲学

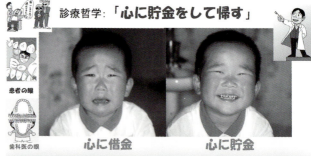

（http://okazaki8020.sakura.ne.jp/cgi-bin/meishi.pdf）

図6 心に借金を重ねる外来

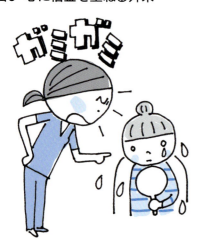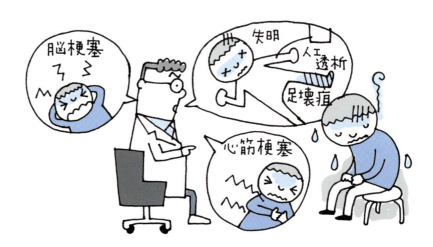

病院の糖尿病外来でよく聞かれる会話。それは、「こんなに血糖値が高いままだと、そのうち目が見えなくなり、脳梗塞になって、心筋梗塞になって、人工透析になって、足が腐りますよ!」という、おどろおどろしい**脅しの言葉**に充ち満ちています(**図6**)。まさしく、**心に借金を重ねる糖尿病外来**が、全国で繰り広げられているのです。どうすれば、糖尿病外来を心に貯金できる場に生まれ変わらせることができるのか? この気付きを与えてくださったのは、小児歯科の岡崎先生でした。

心に貯金をして帰る

筆者はその後、大学を辞して糖尿病専門クリニックを開院しましたが、この間ずっと「患者さんの心に貯金をして帰す」ことを考え続けていました。するとある日、ふと気付いたのです。

賞賛を通して勇気づけられた患者さんは、一様に明るい笑顔と笑い声をクリニックに残して帰って行かれます。そしてその余韻は、院長だけでなくスタッフ全員の心の中に残り、たとえようのない幸せの音色を響かせ続ける……。

すなわち、**相手が心に貯金をして帰られれば、われわれもまた心に貯金をして帰ることができるのです**(**図7**)。言葉を変えれば「**満たし満たされる**」。

この貴い事実に気付いた時、筆者の外来は、大きく生まれ変わりました。患者が変わるのではありません。自身が変わることで初めて、世界は本当の姿を見せるのです。

図7 心に貯金をして帰し、心に貯金をして帰る

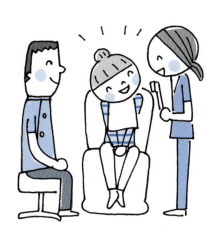
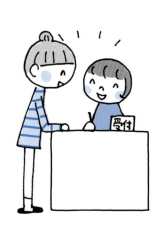
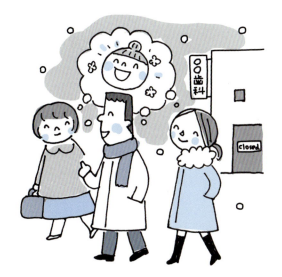

医療面接は双方が倖せに至るための学問

以上より、筆者は医療面接を次のように定義づけています。

医療面接は患者とスタッフ双方の心に貯金し双方が倖せに至るための学問

医療業界ではよく「患者様のために」という理念を耳にしますが、読者の皆様はすでにおわかりのとおり、これは医療従事者特有の**上から目線**に立脚した言葉です。

お相手の幸せは、自分たちの幸せでもあります。inter-viewという言葉が主張するように、われわれは互いに見合い、互いに敬い、互いの幸せを祈ります。よって、筆者はあえて幸せではなく、「**倖せ**」を使うのです。人偏が添えられることで「あなた一人だけでなく、縁ある皆で支え合い、感謝し、喜び合いましょう」と、言葉が雄弁に語り始めるからです。

医療面接の参考書

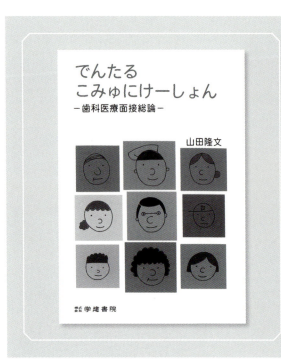

でんたるこみゅにけーしょん
―歯科医療面接総論―

山田隆文＝著

2002年／学建書院／198ページ（本体2,200円＋税）

　山田隆文氏による本書は、A5版198ページというコンパクトな書籍でありながら、医療面接の全体像が総論と各論で詳細に述べられています。歯科ならではの視点が平易な文章で記述されており、的確かつ愛らしいイラストが読者の理解を助けています。歯科のみならず、医学の世界にも通用する、普遍的な事実が述べられているため、筆者は医学生はもちろん、医科スタッフ向けのセミナーでも推薦してきました。国内外を含め、医療面接のリファレンス書と言っても過言ではないでしょう。

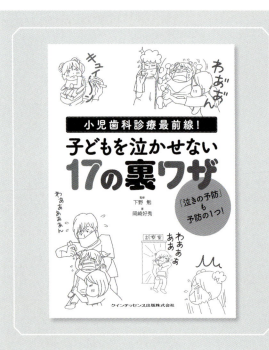

小児歯科診療最前線！
子どもを泣かせない17の裏ワザ

下野 勉＝監修　　岡崎好秀＝著

2015年／クインテッセンス出版／140ページ（本体6,500円＋税）

　岡崎好秀氏による本書は、小児歯科外来で生まれた智慧が詳細に綴られた、世界的にも類を見ない独特の構成になっています。
　子どもは、どのような場面で恐怖を感じるのか？　どのように対処すれば恐怖を和らげることができるのか？　子どもたちを泣かせて"心に借金"させるのではなく、最後は笑顔で"心に貯金"しながら帰ってもらう、世界に誇る岡崎メソッドが詳細に述べられています。本書に書かれている内容は、小児を対象にはしていますが、成人、特に高齢者の医療面接にも応用できます。

各論編に入る前に、医療面接の参考書をご紹介しておきます。
すでに述べたとおり、本書で解説している内容は、筆者の臨床経験に基づきながら歯科向けにアレンジした、「歯科医院のための実践的医療面接」です。
興味を持たれた方は、以下の書籍でさらに知識を深められるとよいでしょう。

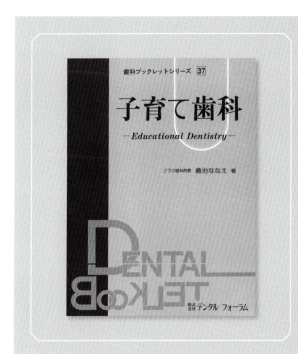

歯科ブックレットシリーズ 37
子育て歯科
―Educational Dentistry―

倉治ななえ＝著
1998年／デンタルフォーラム／84ページ（本体5,000円＋税）※絶版

　倉治ななえ氏による本書は、岡崎氏とはまた違う視点から、小児歯科外来へのアプローチ方法が語られています。読み進めていくと、倉治氏の子どもたちに対する愛情と敬意、子どものなかにある宝を見つけ引き出す喜びが伝わってきます。

　以下、印象的な言葉をいくつか書き出してみますと、「褒め言葉のシャワー」「治療を受けた子どもにはそれなりの敬意を」「おへそのおまじない」「つねに二者択一で子どもに選ばせる」「自分で選ばせることが約束を守る原動力につながる」「子どもを侮ってはいけない」……などが続き、子どもを大人と対等な立場で捉えていることがわかります。

　保護者へのアプローチ方法も語られており、小児歯科外来では参考になる点が多いでしょう（誠に残念ながら現在は絶版になっています）。

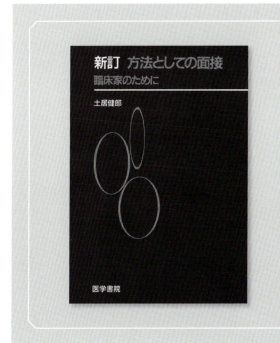

新訂 方法としての面接
臨床家のために

土居健郎＝著
1992年／医学書院／160ページ（本体1,800円＋税）

　土居健郎氏による本書は、精神科医による面接技法の解説書です。歯科はもちろん、医科のほとんどの人間にとって、精神科の面接は自分たちとは違う、縁遠い世界の話と思われがちでしょう。しかし、本書では、あらゆる科の医療面接に通用する、きわめて深い普遍的事実が述べられています。

　面接の際、患者の心中に生じる感情だけでなく、われわれ問診者の心の動きにまで言及されている点は特筆に値します。内容はやや専門的ですが、本書を読み解くことができれば、生涯にわたる宝を得ることができるでしょう。

各論編

歯科医院のための医療面接の勘どころ

西田 亙　にしだわたる糖尿病内科 院長

必要な情報を収集し、信頼関係を構築し、
賞賛を通して行動変容のための勇気を与える──
そんな医療面接を実現するための勘どころを、
一般歯科医院での具体的な実践法に落とし込みました。

その1
まずはマスクを外すことから

「あなた」は言葉以外で伝わる

　非言語コミュニケーション（non-verbal communication）という言葉があります。「目は口ほどにものを言う」ということわざのとおり、コミュニケーションにおいては、目線や表情、うなずき、仕草、姿勢、距離など、言語を超えた部分でさまざまな情報が相手に伝わっています。そして、私たちのコミュニケーションは、言語よりもこの非言語によるところが大きいと言われています。このために、医療面接においては、言葉だけでなく非言語コミュニケーションも重要視しているのです。

　さて、歯科医院にはこの非言語コミュニケーションを阻害している最大の要因があります。皆様はなにかおわかりでしょうか？

マスクは相手からあなたを隠してしまう

　そう、マスクです。マスク（mask）は、その名の通り顔を覆い隠すものです。これは自分を相手から隠すことを意味していますので、互いに見合う（inter-view）精神からはほど遠いことがわかります。患者さんは、表情が見えない相手に対して本能的に不安を覚えますので、信頼関係を構築することは到底できません。

　そして、マスク越しの会話はくもった声になり、きわめて聞きづらくなります。患者さんは、最初は聴き取ろうと努力するのですが、やがてはあきらめていきます。このような状態で、指導が成り立つはずもありません。聴力が低下している高齢者に対しては、特に注意が必要です。

　以上より、マスク着用は必要最小限に留めることを意識し、少なくとも「最初と最後のあいさつ」はマスクを外した状態で行うことを心がけましょう。また、検査結果や治療方針を説明する際など、大切な場面においても、マスクは外し、表情と声が良く通る状態で行う必要があります。同じ説明であっても、マスクのある／なしで、患者さんの反応、理解度、信頼度は驚くほど大きく変わります。

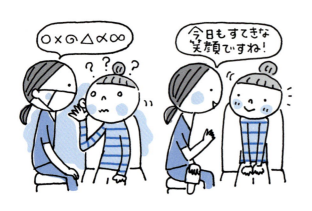

その2
言葉の前に、笑顔と眼差し

Inter-viewの入口に立ちました

　マスクが外れた状態で、ようやくインタビュー（inter-view）の入口に立つことができます。

　次に大切になるものは、「笑顔と眼差し」です。医療面接の教科書では、通常「目線」と書かれていますが、筆者は「眼差し」という言葉を使うようにしています。眼差しの方が、より雄弁に目と目を合わせる意味を伝えるからです。

まず笑顔については、言うまでもありません。**初めてのあいさつを交わす際に、笑顔の有無は、その後の信頼関係構築に極めて大きな影響を与えます。**たとえば、初対面で出会った医師が、能面のように無表情の人だったら、どうでしょうか？逆に、最初から包み込むような笑顔で声を掛けてくれる医師だったら、どうでしょうか？もちろん、後者の医師に診てほしいですよね。

自分では「目を合わせられない」ことに気付けない

次に眼差しですが、外来ではしばしば**相手の目を見ていない**医療従事者の反面教師がみられます（医師・歯科医師も含め、結構な頻度で出会います）。

家庭教育の影響も多分にあるのだとは思いますが、こういう人たちは往々にして自分が**目を合わせられない**ことに気付いていません。ですから、職場でのロールプレイングを通して、第三者が「○○さん、もう少し自信をもって相手の目を見ながら話された方がよいですよ。そうそう、その感じ！さっきよりずっといいですよ！」といったように指摘し、フィードバックしてあげる必要があります。

ただし、ここで気を付けなければならない点があります。「ガン見」です。目線を合わせることが苦手な人に「目線を合わせましょう」とアドバイスすると、多くの場合、このガン見になってしまいます。あまりに緊張して、目を合わせることだけに意識が集中してしまうからです。そんな人には、「**目線を合わせる時間は、およそ全体の半分程度**ですよ」と伝え、**ほどよい眼差し**を体得できるまで、ていねいに時間をかけ、勇気づけながら指導してあげてください。

優しい眼差しを感じてもらうためには、単に「目を合わせる」だけでなく、どのような位置から向き合うかも大切です。次はこれを見直してみましょう。

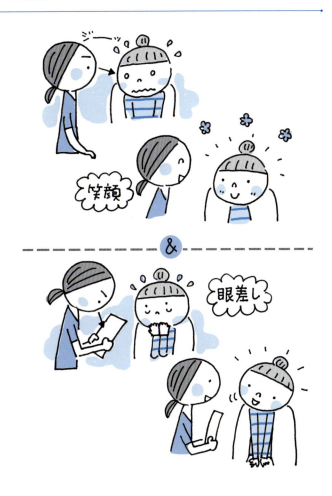

その3
高さが主従を支配する

位置関係の大切さを感じてみましょう

マスクとともに、歯科医院におけるコミュニケーション阻害の二大要因となっているのが、**位置関係**です。医療面接を学んだことがない人にとって、この位置関係の重要性は、なかなか理解が難しいようです。ひとつ例をお示しします。

テレビの医療ドラマで、必ず登場するシーンに「教授回診」があります。教授を筆頭に、准教授、助手、主治医、看護師長、看護師、研修医などが、まるで大名行列のようにベッドを練り歩く恒例行事です。

ここから読者の皆様は、患者さんの一人として、パジャマでベッドに横になっているところを想像してみてください。

「教授回診でーす！」
　師長さんの声とともに、10名を超える医師・看護師軍団がベッド横にズラリと並びました。全員が、上からあなたのことをマスク越しに見下ろしています。ベッド周囲のカーテンはシャーッと閉められ、あなたはこれからパジャマを脱がされ、診察されることになるのですが、さて、今の心境はいかがでしょうか？

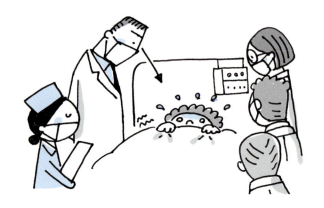

目線の高さを同じにすると相手は安心する

　言うまでもなく、皆様の抱いた感情は**恐怖**のひとことに尽きますよね。「いったい自分はこれから何をされるのだろうか？」と。
　医療面接学では、この恐怖を生み出す大きな要因のひとつは、**目線の高さの違い**にあると教えます。高い目線からの会話は、相手に不公平感・不安・威圧感を与えます。よって、ベッドサイドでのあいさつの正解は、**患者さんの目線の高さに合わせる**ことにあります。患者さんが寝たままであれば中腰になり、患者さんが座っていれば、こちらもいすを出して座る。目線の高さを合わせることにより、初めて両者は「**対等**」となり、患者さんは安心して話し始めることができるようになるのです。

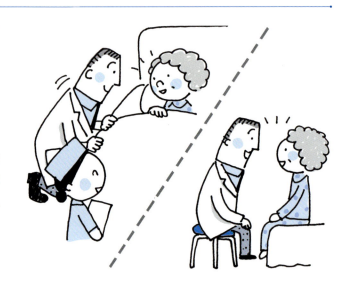

その位置、「教授回診」になっていませんか

　このシーンは、歯科医院のチェアにもそのまま当てはまります。チェアで横になっている患者さんに、マスクをしたまま上から話しかければ、それはまさしく先ほどの教授回診を再現することになってしまいます。患者さんは言葉にすることはありませんが、心の奥底では不快感・威圧感・不自然感を感じているはずです。
　処置の途中などで一時的に目線の高さが異なることはあっても、**大切な会話の場面では、必ず目線の高さを合わせる**ことを心がけましょう。

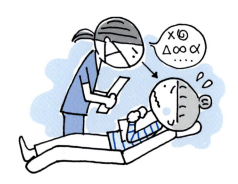

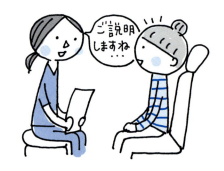

各論編 ● 歯科医院のための医療面接の勘どころ

その4
相手の首が曲がらないように

チェアサイドでの会話は不自然な角度になりがち

　目線の高さの次は、**角度**です。

　歯科医院でよくある目線方向の誤ったパターンその1は、**真後ろ**からの語りかけです。患者さんは開口したまま、目線の先はライト、そして歯科医師や歯科衛生士の声は、視界に入らない真後ろから聞こえてくる——。たとえ目線の高さは同じであっても、これは医療面接上、けっしてあってはならない位置関係です。自分の身に置き換えればよくわかりますが、「見えない背後から声がして、わけがわからない間に体を触られる」という状況は、日常生活のなかでは考えられません。唯一の例外は美容院や理容院ですが、この場合は**鏡**を介して意思疎通が取られています。背後で、相手はどのような表情をして、両手には何を持っているのか、そしてこれから何が起きるのか？

　一切がわからない状態が、患者さんの心にとてつもなく大きな不安を植え付けるという事実に、まずは心を向けましょう。

　歯科医院でよくあるパターンその2。患者さんはベッドを起こして座っていますが、右手後側から歯科衛生士が語りかけるため、首をグイッとそちらに傾けざるを得ません。患者さんの体は正面を向いていますが、顔だけが右横を向いているという、きわめて不自然な体勢です。

　チェアサイドでスタッフが取るべきポジションの正解は、患者さんの右斜め前です。患者さんの右横にはテーブルが置かれているチェアが多いので難しいとは思いますが、**大切な場面ではテーブルを移動し、小さな丸いすでもよいので、患者さんの右斜め前に座るようにしましょう**。この角度であれば、患者さんは首を傾ける必要もなく、自然な姿勢で楽に会話を進めることができます。

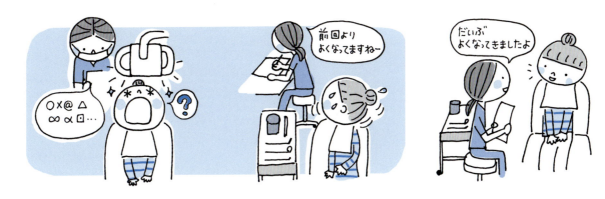

距離も大切

　位置関係では、ほかに**距離**も大切な要因です。近すぎると圧迫感がありますし、遠すぎても疎外感が生まれます。性別・年齢・状況にもよりますが、膝と膝が触れ合う距離から、互いに伸ばした両手が触れ合う距離まで、ベストと思われる距離感を探ってください。ほどよい距離は、小児、成人、高齢者、相手の性格などにより、微妙に変わってきます。

　目線の**高さ、角度、距離**。位置関係のこの三条件が整ったとき、初めて**優しい眼差し**が生まれます。ぜひとも、チェアサイドでのロールプレイングを通じ、スタッフ全員で理想の眼差しを追求してみてください。

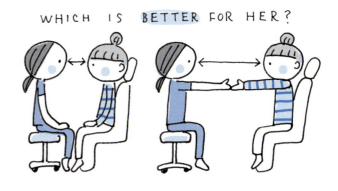

25

その5
あなたが誰なのかを伝える

あいさつをできる準備が整いました

マスクを外した**素顔**での**笑顔**、そして優しい**眼差し**。この三条件が揃ってようやく、あいさつをすることができます。初対面の患者さんであれば、まずは自分の**名前を名乗る**ことから始めましょう。

不安を抱えながら来院されている患者さんに対して、こちらから身分と名前を名乗ることは、社会人としての常識です。そして、これは**プロフェッショナルとしての自信と覚悟**をお相手に伝える意味も含んでいます。

身分と名前を伝えるということは

「本日、○○様を担当させていただく歯科衛生士の□□△△と申します」

この言葉には、単なるあいさつを超えて「歯科衛生士である私□□△△が、プロフェッショナルとしての知識と技術、そして責任を持って、あなたを支えます！」という強い意思表示が込められているのです。言葉の裏にあるこの**覚悟**は、必ずや患者さんに伝わり、**不安を安心へ**と昇華させることができるでしょう。この際、胸元の名札を示しながら名乗ると、さらにていねいとなり、相手に大きな安心感を与えます。

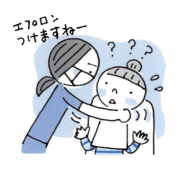
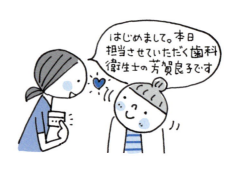

*スタッフのプライバシーを守る観点から、名札を着用しない方針の歯科医院もあると思います。また、フルネームではなく名字のみの場合もあるでしょう。医療面接に模範解答はありませんので、各歯科医院に適した形で実施してください。

その6
共感を育むための「送り返し」と「妥当化」

信頼関係構築のスタートラインに立ちました

優しい眼差しが生まれたところで、やっと共感の醸成へと進むことができます。

医療面接は、患者さんとの間に上質の信頼関係を構築することを目指していますが、このために必要になるのが**共感**です。

共感は英単語では"empathy"と呼ばれます。empathyを英語で説明すると、"ability to understand each other"となります。すなわち**共感**とは、相互理解に至るための能力なのです。「互いに見合う」inter-viewと同じく、「**お互いがお互いを理解し合うこと**」、これが共感です。

先述のとおり、共感は**能力（ability）**なので、磨けば光りますが、磨かなければいつまで経っても光ることはありません。

相手の心の声を引き出す「送り返し」

医療面接では、共感を培うために必要となる具体的なテクニックを教えますが、そのなかでもっとも重要なものが、**送り返し (reflection)** と**妥当化 (legitimation)** です。

まず「送り返し」ですが、英語では"reflection"と呼ばれます。これは文字通り、相手の訴えを繰り返すことです。ただし、オウム返しとは大きく異なります。**相手の置かれた立場に自分を置き、その時に予想される自分の感情を"のしを付ける"ようにして、送り返していく**のです。

たとえば、右上のコマのように、智歯周囲炎で来院した患者さんと医療面接を行うシーンをイメージしてみましょう。

ここでいきなり、Aのように「右のどこが痛みますか?」と切り込んではいけません。医療面接では、そのような質問を**閉鎖型質問 (closed question)** と呼び、冒頭での使用は禁じています。「最初の3分間」は患者さんのための時間と考え、「**開放型質問 (opened question)**」を使うように勧めています。この、「開放型質問」で常用されるテクニックが「送り返し」です。

Bのように繰り返すことで、わざわざ時間を割いて相手の思いに対応したという意味合いが生まれます。一方、患者さん側には「この人は、自分の辛い訴えを**聞き届けてくれた**」という受容感が生まれ、「ここでは、もっともっと話してもよいのだな」という安心感が与えられ、さらに信頼感にもつながります。

加えて、相手の言葉を繰り返すと、問診者の心の中には共感が生まれ、自然といたわりの言葉が口に浮かぶようになるのです。

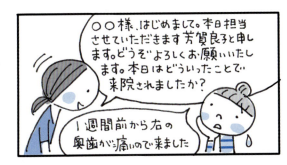

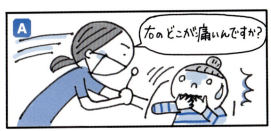

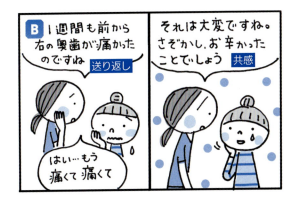

自己肯定感を導く「妥当化」

続く「妥当化」は、英語では"legitimation"と呼ばれます。難しい単語ですが、これも英語で説明すると"There is a fair and acceptable reason."となります。すなわち「**そこにはきちんとした理由がありますよね、私もそう思いますよ**」という理由づけを行いながら相手を支える、**温かな支援メッセージ**なのです。

妥当化の具体例を考えるうえで、先ほどの智歯周囲炎の症例を、35歳の女性として考えてみましょう。職業はスーパーのパート勤務、小学1年生のお子さんがいます。今週は毎日お弁当が必要だったのですが、昨晩から智歯周囲炎の腫れと痛みで家事どころではなく、今朝はお弁当を作ることができませんでした。だから、今朝はコンビニでサンドイッチを買い、それをお子さんに手渡した……という設定です。まず最初は、相手を否定するパターンを右に示します。

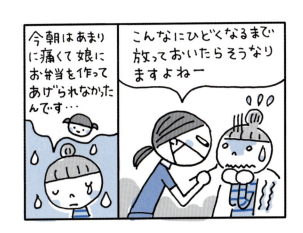

こうなると患者さんは言い訳すらできません。外来において相手を**否定**する文言は、禁句です。

次は、妥当化をじょうずに使いながら、信頼関係を構築していくパターンです。

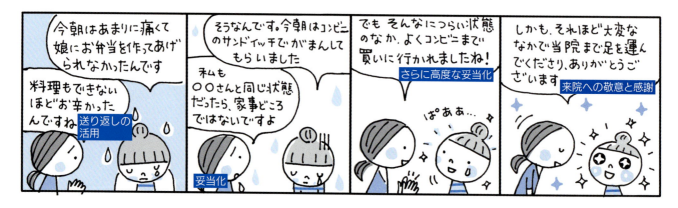

いかがでしょうか。同じ場面でも、妥当化を使うかどうかで、ここまで変わります。

来院した患者さんは、往々にして**自責の念**を心の中に持っています（ほとんどの場合、自分から口にはしませんが）。外来では、この自責の念の存在に、つねに注意を払うことがポイントです。**もしも自責の念を見つけたら、積極的にその原因を言語化し、妥当化してあげましょう。**そうすれば、患者さんが持っていた自責の念は、自己肯定感へと昇華し、一気に信頼関係を深めることができます。

ただ、この妥当化は医療面接のテクニック中もっとも難しいもののひとつであり、習得するには長年の修練が必要になります。そこで、妥当化を容易にするための**魔法の言葉**をふたつ、皆様に伝授しましょう。

その7
共感を育む魔法の言葉

「晩ご飯は何時ごろ食べられますか？」

ひとつめの魔法の言葉は、**「晩ご飯は何時ごろ食べられますか？」**。

これは相手の**生活環境**を把握するための質問です。さらに、夕食は通常、仕事が終わった後にとるものですから、仕事の内容もある程度推測することができます。この際、すでに学んだ送り返しを活用しながら、共感を示します。ここで、寝る前のブラッシングができない中年男性の症例を例に考えてみましょう。

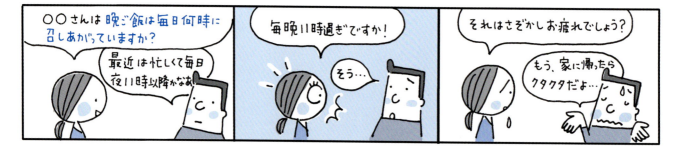

このように、送り返しによって共感を伝える声がけを活用すると、信頼関係は一気に深まり、患者さんは自分に関するさまざまなことをどんどん語り始めます。

ここで、新しく得られた情報をもとに、Aのように妥当化の言葉を投げかけると、会話はさらに深まります。

どのような患者さんであろうとも、心の中には**自責の念**を持っています。多くの医療従事者はこの自責の念に気付くことなく、ここで、患者さんを責め、追い立ててしまうのですが、その結果生まれるものは反発と不信感でしかなく、患者さん・スタッフの双方が不幸せな道を歩むことになってしまいます。

しかし、少し見方を変え、Bのように相手の立場に立ってみればどうでしょうか？

職業を尋ねられて、正直に仕事内容まで答える患者さんはまれです。筆者の外来においても、信頼関係が構築されて初めて、仕事内容を語り始める場合がほとんどです。ですから、初診時にいきなり「お仕事は何をなさっていますか？」と尋ねてはなりません。初診時の問診票に**職業欄**を設けておく手もありますが、それでも「会社員」「公務員」「経営者」のように、**差し障りのない表記**で記載される場合が多いでしょう（これは「仕事の詳細には触れてほしくない」という患者さんからの静かなサインなので、ここで仕事内容を根掘り葉掘り聞くと、地雷を踏むことになります）。

このように、仕事内容を正確に聴取することは至難の業なのですが、本シナリオのように共感を育んでいくと、患者さん側からカミングアウトしてくださるようになります。

「晩ご飯はいつ頃食べられますか？」という質問には、職業や具体的な仕事内容、そして職場環境を聞き出し、そこから信頼関係を構築していく意味合いも含まれているのです。

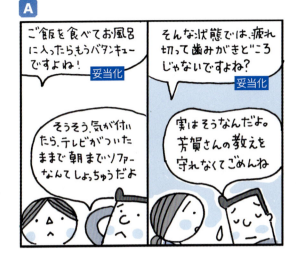

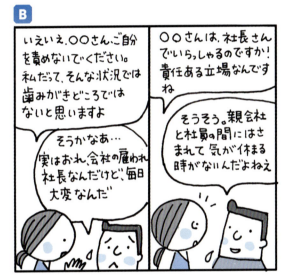

「どなたとお住まいですか？」

次の魔法の言葉は「どなたとお住まいですか？」。

これは、相手の**家庭環境**を探るための質問です。

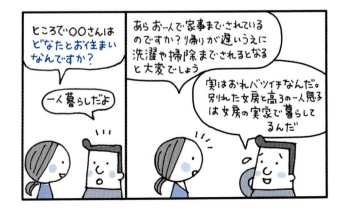

左のように「どなたとお住まいですか？」と尋ねるだけで、**相手の結婚状況まで把握することができる**のです。筆者は、これまで妙齢の男性・女性に「失礼ですが、結婚されていますか？」と聞いて、数え切れないほどの失敗を重ねてきました。その失敗の果てに編み出した質問が、この「どなたとお住まいですか？」なのです。

「一人です」という言葉が返ってくれば、独身または単身赴任まで予想できますし、「妻と子ども二人です」という返答であれば、家族三人暮らしであることがわかります。「義理の母親と一緒に住んでます」となれば、必ず「お義母さんと一緒に住まわれているのですか。旦那さんは感謝されているでしょうね。ちなみにお義母(かあ)さんはお元気ですか？」のように続けましょ

う。すると、かなりの頻度で「実は義母は末期がんなんです」や「認知症で介護が毎日大変なんです」のような答えが帰ってきます。

人間というのは、ただ相手に聴いてもらえるだけで、状況は変わらずとも心が軽くなります。そして、この積み重ねが信頼関係の醸成につながっていくのです。

まとめ　―満たし満たされる外来のために―

　以上、歯科医療面接における勘どころをご紹介してきましたが、最後にこれらをまとめておきましょう。

- ☐ マスクを外す
- ☐ 笑顔
- ☐ 優しい眼差し（高さ・角度・距離）
- ☐ 自己紹介（職種と名前）
- ☐ 送り返し
- ☐ 妥当化
- ☐ 「晩ご飯は何時ごろ食べられますか？」
- ☐ 「どなたとお住まいですか？」

　この8つのポイントは、いずれも簡単そうには見えますが、いざチェアサイドで実行しようとすれば、なかなか難しいものです。慣れないうちは、ひとつの項目を実行するだけで大変なことでしょう。しかし、共感の定義は "ability to understand each other" であったことを思い出してください。**能力は磨けば必ず光る**のです。1ヵ月、3ヵ月、1年と修練を続けるうちに、必ずやすべてのポイントをクリアできるようになります。

　果たしてその時、クリニックでは何が起きるのか？ 続く実践編では、歯科医療面接を実体験された6つの歯科医院から、驚きの変化を報告していただきます。

実践編

歯科医療面接でチェアサイドがここまで激変！6医院の実例集

香川県歯科医療研鑽の会

2016年、香川内で開業する歯科医院によるスタディーグループ、
「香川県歯科医療研鑽の会」では、西田先生から
医療面接について学びました。
ここでは、セミナーをふまえて各医院でくふうして実践した数々の取り組みや、
その後見られたさまざまな変化についてご紹介します。

32 医療面接で何が変わるのか
小西弘晃

34 Clinic 1 みどりの歯科医院
待合室と診療室でのスタッフの動きを徹底的に見直した

44 Clinic 2 小西歯科医院
敬意を伝える行動でプラークが減らない理由が見えるようになった

54 Clinic 3 香川大学前はこざき歯科医院
改良版カウンセリングシート&声かけで対応の質を向上

62 Clinic 4 阿部歯科医院
カウンセリング資料による患者さんの情報共有を見直した

70 Clinic 5 むね歯科クリニック
患者さんの笑顔を生むくふうは受付から診療室までシームレス！

78 Clinic 6 新枝歯科医院
とにかく患者さんとたくさん話せるシステムを開院までに構築した

医療面接で何が変わるのか

小西弘晃
小西歯科医院 副院長
香川県歯科医療研鑽の会

人任せでやり過ごしてきたプラークコントロール

　私は歯学部を卒業後、歯科矯正科と口腔外科の研修医を経て、大学病院に勤務していました。当時、口腔内が不潔な患者さんが多いことをつねに感じてはいましたが、口腔衛生管理は自分の仕事ではないと勘違いしていたので、深く考えることもなく、大学病院の歯科衛生士や紹介元の歯科医院に任せっきりにしていました。

　その後、父親の歯科医院を継ぐことになりました。私は歯科医師ですから、もちろん一般歯科の治療技術を研鑽しなければいけません。その一方で、プラークコントロールが悪いと、印象を採るにも血だらけ、出血でレジンもまともに充填できません。せっかく研鑽を積んだ治療技術も、プラークコントロールがうまくいかなければ結局役には立たないのです。

　こうして、勤務医の時には他人に任せっきりにしていた口腔衛生管理を、自分の責任で、自院の歯科衛生士と一緒に考えて、実践していかなければならなくなりました。

生活習慣を変えることの難しさを痛感

　実際に口腔衛生指導（oral health instruction；OHI）をしてみると、すぐにその難しさを痛感しました。

　私は、プラークコントロールを目的としたOHIで大切なことは、患者さん自身に口腔内を清潔にする必要性を認識してもらうことと、意識（モチベーション）を高めることだと考えています。磨き方のテクニカルな指導よりも、歯間清掃の必要性や正しい補食（間食）の摂り方を説明し、理解してもらい、行動を起こしてもらうことに時間を費やす必要性を感じました。

　つまり、患者さんが幼児や超高齢者でなければ、よほどの歯列不正か、不良補綴物があるか、手指の機能障害がないかぎり、ブラッシング指導を受けて適切に歯ブラシと歯間ブラシを使用してもなおプラークが多量に残ることはないでしょう。それでもプラークが減らなければ、発酵性炭水化物（主に砂糖）を含む飲食の頻度が高いためにプラークに粘り気が出たり、プラークの再増殖スピードが増していないかを検討し、改善すべきと考えます。これはつまり、プラークコントロールとは患者さんの生活習慣を変容させることとなり、容易ではないことに気が付いたのです。

　そのために、患者さんを褒めたり、脅したり、あの手この手で説明を尽くしましたが、あまりピンとこない顔をされた方も少なくありません。親身になり、懸命に指導をするほどに患者さんの反感を買うということもしばしばありました。もういやになって、指導はそこそこに手っ取り早くう蝕の"穴だけを埋めて"終わろうかと思う気持ちをグッと抑え、またプラークコントロールの必要性の説明を繰り返すのですが、そんな時は心身共に疲れ果ててしまいます（このような指導を主に担う歯科衛生士のお仕事は本当に大変だと思います。ご苦労さまです）。

医療面接との出会い

　患者さんの生活習慣の変容がうまくいかず悩んでいたある日、高松市歯科医師会主催の講演で西田 亙先生の講演を拝聴しました。西田先生は、歯周病と糖尿病の関連についてのお話のなかで「生まれ変わったら歯科衛生士になりたい」というほどにその職責の重要性を説かれ、プラークコントロールに苦労していた私は共感を覚え、記憶に残りました。

われわれ歯科医師は、治療技術を身につけ、"じょうずに治療する"ことに走り過ぎてはいないか。歯科衛生士はスケーリングやPMTCに追われてはいないか。そもそも、歯科医師の本来の仕事はきれいな歯をつくることなのか？歯科衛生士の本来の仕事は歯石を取ることなのか？私たち歯科医療に携わる者の本来の仕事は、う蝕や歯周病にさせないこと、歯と口の健康を守り、全身の健康を守ることであるはず。そして、その本来の仕事は、心身ともに疲れるものではなく、来院者も医療者もともに倖せになる仕事であるはず――漠然とそんなことを考えていた時に、福岡の歯科衛生士スタディグループ・Hygeia（ヒュギエイア）主催で「伝える技術、聞く技術」という西田先生の講演があることを知りました。この講演が、私の医療面接との出会いになりました。

疾患を診断する前に、来院者のことを知ろうとしているか

その講演で私が理解したのは、医療面接では、正しい診断と治療を目的とした問診、つまり、こちらが必要とする情報の一方的な聴取を主体とした聞き方をするのではなく、相手の話に傾聴し、共感することで相互理解を生み、そこからこちらの話を聞いてもらうことにつなげるということです。つまり医療面接とは、（一方的ではなく）相互の信頼関係を築きながら情報収集や患者指導を行うコミュニケーション方法といえるのではないでしょうか。

歯科治療を成功させるためには、顎口腔系の疾患に精通し、正しい診断と適切な治療が行えること、そして、手技の鍛練が必要です。プラークコントロールにおいても、なぜプラークが減らないのか、その原因を診断することが重要だと考えます。

正確な診断を導き出すために、初診患者さんとお会いするとき、私たちは、主訴、既往歴、家族歴、現病歴、現症など、ときには患者さんが認識していない事象まで聞き出すべく、いろいろなことを聴取します。疾患を正しく治療するには詳しい情報が必要ですし、将来起こりうる疾患を予測し、予防するには、さらに詳しい情報が必要です。しかし、懸命に問診するあまり、取り調べのようになってしまうのでは、患者さんに不快感さえ与えかねません。来院者とともに"倖せ"になるためには、従来の一方的な問診から、お互いを見て知って（inter-view）、お互いを理解する医療面接という考え方にシフトする必要性を感じました。

来院者とともに"倖せ"になる歯科医院に

私たちが日々向き合っているのは、口腔内の疾患ではなく、一人の"人間"であり、疾患はその人の一部に過ぎないことを忘れないためには、医療面接の本質を学ばなければならない――西田先生の講演を拝聴し、私は強く考えるようになりました。そこで、地元で主宰している勉強会で、仲間の先生方とともに医療面接について学び始めることにしました。

きれいな症例や卓越した技術を見せていただいた先生は多くいらっしゃいました。しかし、来院者との接し方を考えさせてくださった先生は多くありません。**疾患を捉えるための問診を、"疾患を有する人を知るため"のmedical inter-view に昇華させる**。その心得と面接技術についての知識を、多くの歯科医療に携わる人と共有したいと思い、今回、筆を取りました。

医療面接でなにが変わったか？思うような治療結果や行動変容が得られなかったときに、生活背景からその理由がわかり、納得できることがあります。できない理由が納得できた時には、医療者と来院者が互いに寄り添って、疾患に向き合えるようになり、双方の苦しみを解放してくれるように感じます。

来院者とともに倖せになれる歯科医院を一緒に目指してみませんか。医療面接は、歯科衛生士、歯科医師、受付や歯科助手、来院者に接するすべての職種の方に役に立つでしょう。

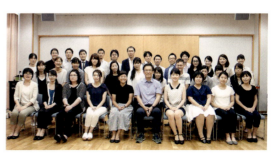

共に西田 互先生から医療面接を学ぶ「香川県歯科医療研鑽の会」の仲間たち。

Clinic 1
みどりの歯科医院　蔦川裕来院長

待合室と診療室でのスタッフの動きを徹底的に見直した

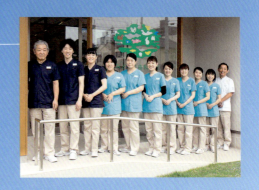

医院DATA

　当院の前身は1978年に筆者の父が開業した蔦川歯科医院で、2009年から筆者が院長となり、現在の院長と妻を加えた歯科医師3名で診療を行っています。2011年に代替わりし、2013年には現在の医院名に変更・移転開業して、今年で5年目を迎えました。

　医院は2階建てで、チェアは6台（1階4台、2階2台）。1階はユニット間をパーティションで区切ったややオープンな空間で、主に一般診療を、2階は完全個室で、矯正歯科診療やメインテナンスを行っています。医療面接はチェアサイドで行うことが多いです。カウンセリングルームは主に治療説明の際に使用しています。

　診療理念に掲げた安心・心地よさを患者さんに感じてもらうためには、まず患者さんの抱く「歯科医院は怖い」というイメージを払拭する必要があると考えました。移転によって建物などの環境面は整えられましたが、それだけでなく、初診で患者さんと良好な人間関係を築くことが重要だという結論に至りました。そのために具体的にどうすればよいのか、また何が必要なのかをスタッフ全員で考え直したいと思い、医療面接に取り組み始めることにしました。

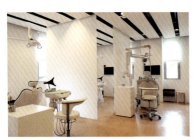
1階の診療室。

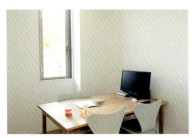
カウンセリングルーム。

診療理念
- 「私たちは安心と心地よさを提供し、あなたと共に豊かな人生を歩みます」

立地条件
- JR坂出駅から徒歩7分ほどの位置、坂出市の中心部市街地からほど近いところにある。付近には市立病院や老人ホーム、幼稚園、小学校、中学校、高等学校などがある。

患者層
- 移転前からの患者さんは高齢者が多い。移転後は小児の患者さんが増えており、幅広い年齢層の方が来院している。

スタッフの人数
- 歯科医師3名、歯科衛生士5名、受付1名、歯科助手1名、歯科技工士1名の計11名。全員が常勤であるが、子どもがいるスタッフは終業時間を1時間早くしている。

アポイントの時間
- アポイントの時間は30分、45分、60分のいずれかで、初診の時間は症状の有無や年齢で決めている。
- 医療面接にかける時間は10分ほどで、初診の場合は待合室で記入していただいた問診票をチェアサイドで確認しながら聞き取りを行っている。

1日で診る患者数
- 歯科医師が1名あたり8～12名程度、歯科衛生士は1名あたり7～10名程度。

診療状況
- 主に歯科医師2名で一般歯科診療を行い、副院長は専門である矯正歯科診療を中心に行っている。
- 歯科衛生士は現在担当制に移行中で、まだ完全ではないながらも取り組んでいるところ。

ウチ流！歯科医療面接

西田先生の医療面接セミナーを受講してから、まずは各自が日々の診療でできることから取り組み始めました。当院で行った主な取り組みは、①来院者に敬意を払う、②目線を合わせる、③呼び入れから退室誘導までの見直し、の3点です。

取り組み1
来院者に敬意を払う

感謝の気持ちを示す

歯科医院を訪れる患者さんの多くは、痛みや不安を抱いて来院されるということを認識し、職種ごとに患者対応に反映させるようにしました。具体的には、あたりまえのことですが、まず感謝の気持ちを示すようにしました。たとえば、セルフケアをしてきてくださった方には、「きれいにして来ていただきありがとうございます」「治療がしやすかったです」などと一言添えるようになりました。

ポジティブな言葉がけを心がける

「患者さん自身も良くなろうとがんばっている」という気持ちをくみ取り、少しでも良くなったことがあれば、「この歯ぐきがきれいになってきましたね」「前回磨き残しがあったところがきれいに磨けています」など、その事実を積極的に伝えることも心がけました。

また、これまでは「○○してください」と、歯科医療者側がしてほしいことを伝える形でしたが、医療面接導入後は「△△という状態になって私は嬉しい」といった具合に、自分の気持ちを伝えるようにしました。そうすることで、患者さんと共に喜びを共有できるようになりましたし、お互いに成長できる関係を築くことにつながるのではないかと感じました。

取り組み2
目線を合わせる

相手の思いを受け入れる

患者さんに寄り添い、共に歩む気持ちを示すには、傾聴や共感が必要です。傾聴といっても、単に相手の話に耳を傾けるだけでは不十分で、表情の変化をよく見て、目線を合わせ、相手に関心を持つことが重要だと感じました。どこまで親身になって話を聴いてもらえたかで、患者さんは安心感を抱いたり、幸せを感じたりするものだと再認識することができました。特に、患者さんの思いを受け入れることが重要で、患者さんがどのような目的を持って来院しているのか、そして何を正しいと思っているのか、それらを否定することなく、まずは受け入れるように心がけています。

「目線」を合わせる ≠ 「目」を合わせる

患者さんに寄り添う姿勢を示す具体的な方法として、目線について考えました。いままでの認識から変わったのは、「目線」を合わせるのと「目」を合わせることは違うということです。患者さんと目を合わせて接していても、目線が合っていない状態、たとえばこちらが上から見下ろす形となれば、相手に与える印象は大きく異なります（図1）。目線を合わせることは単なる行為ではなく、対応する人の気持ちの表れであり、案外難しいことだと感じました。こうした認識をスタッフ間で共有し、患者対応に生かすようにしています。

図1 「目線」を合わせる ≠ 「目」を合わせる

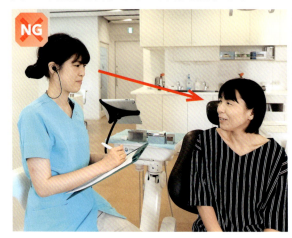

互いに目を合わせてはいるものの、歯科衛生士が患者さんを見下ろす形になってしまっている。

取り組み3
呼び入れから退室誘導までの見直し

当院の最優先事項として、待合室と診療室でのスタッフの動きを見直すことにしました。その当時、歯科衛生士が1名退職したことで人手が不足しており、医療面接の時間を現状より長くすることが難しかったためです。

これまでの方法を見直してみると、一連の行動があたりまえになってしまっていたために、気づいていなかったものの、評価すべき点や改善が必要な点が出てきました。そこで、昼休みに2〜3人のグループに分かれてロールプレイングを行い、各グループで気づいたことや取り入れたいことをまとめました。そして、その内容を院内勉強会の際に全員で共有しました（図2）。そこで出た意見を反映して一連の流れを修正し、それを元に再度ロールプレイングを行い、気づいた問題点をさらに改善するということを現在も繰り返し実践しています。

ロールプレイングは、①呼び入れ（診療室への誘導）、②チェアサイドで問診、③ユニットを横にしてライトをつける、④治療後ユニットを起こす、⑤見送りの5場面で行いました。

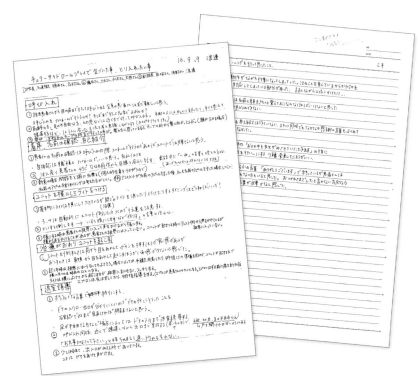

図2 ロールプレイングのフィードバック

呼び入れや退室誘導は、案内する場所や、初診か治療中かどうかなど、さまざまなシチュエーションがある。実際に行うことの多い、歯科衛生士や歯科助手を中心に、現在の流れの見直しおよびロールプレイングを行った。

①呼び入れ（診療室への誘導）

BEFORE	AFTER
診療室のドアを開けてすぐの場所（患者さんからは遠い場所）から声をかけていた	顔がわかる人は近くまで行って名前を呼ぶようにした
診療室へ誘導する際には、患者さんの前を歩くか、後ろを歩くかなど気にかけていなかった	患者さんの歩調に合わせて少し前を歩いて誘導することを意識するようにした

当院の待合室のレイアウトを**図3**に示します。年配で耳が聞こえにくい方や、テーブルで後ろ向きに座っている方の場合、これまでは何度もお名前を呼びかけることがありました。今は、受付のコーナー部分、あるいはそれよりも前まで進み、顔のわかる方は相手の方向を向き、名前を呼ぶようにしています。名前を呼ぶことで、患者さんの顔の表情がゆるむようになったと感じています。また、年輩の方や身体の不自由な方の場合は、その方のそばまで行き、声をかけて手を添えるようになりました。

ロールプレイングを通じて、診療室へ呼び入れる姿勢が、来院された患者さんに対する思いの表れになるということを学びました（**図4**）。不安を抱えている患者さんの呼び入れをどのような気持ちで行うのか、さらに、自分たちの一つひとつの動作が患者さんにとって不快感を与えることなく、心地よさを与えられているのか意識するようになりました。診療は呼び入れの時から始まっていることを日々感じています。

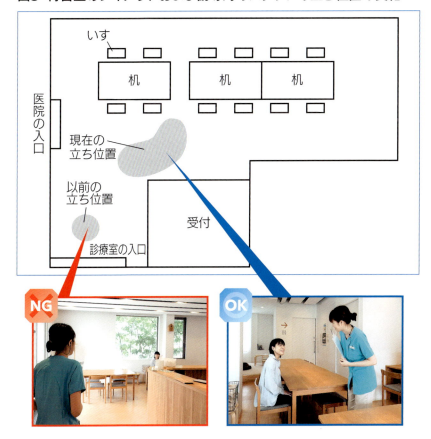

図3 待合室のレイアウトおよび誘導時のスタッフの立ち位置の変化

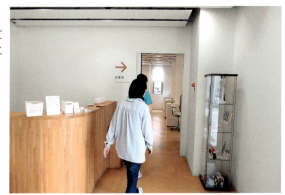

図4 診療室への誘導
患者さんの歩調に合わせて少し前を歩いて誘導することを意識している。

②チェアサイドで問診

BEFORE		AFTER
コップの置き方やエプロンのつけ方は、スタッフによって違っていた	▶	圧迫感を与えないように適度な距離を保つなど、全員で統一した
患者さんの視界に入らない位置(真横)にいた	▶	患者さんの視界に入る位置(斜め45°くらい)で行うようにした
目線の高さをあまり気にしておらず、時には相手を見下ろしていたこともあった	▶	目線の高さを合わせるために、ユニットの高さや診療用いすの高さを変えた
患者さんのつらかったことや喜びに共感する言葉をあまり伝えられていなかった	▶	反復や送り返しの言葉を伝え、共感の気持ちを伝えるようにした

　以前は患者さんの視界や距離感をほとんど気にしていませんでしたが、現在は患者さんが首の位置を動かさずに目線の高さが合うように、近づきすぎて患者さんに膝が当たらないように、などと細かく気にするようにしています(図5)。コップを置いたりエプロンをつけたりする際も、スタッフの腕が患者さんの前を横切らないようにするなど(図6、7)、スタッフ全員で再確認しました。また、「1週間前から痛いんです」と言われたら、**「1週間前から痛かったんですね」**と伝えるなど共感することを心がけました。

図5　チェアサイドにおけるスタッフの位置

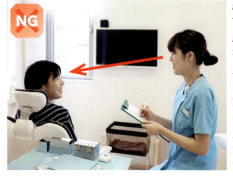

患者さんに対して真横の位置。患者さんが体勢を変えないと、スタッフが視界に入らない。また、目線の高さも合っておらず、スタッフが患者さんを見下ろしてしまっている。

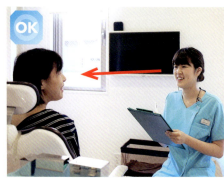

患者さんに対して斜め45度の位置。これなら、患者さんが体勢を変えなくてもスタッフが視界に入る。また、目線の高さも合わせているため、圧迫感を与えることもない。

図6　コップの置き方

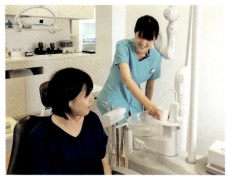

患者さんの前を腕が横切らないようにスピットンのある側からコップを置く。背後から急に置くと驚かれることもあるので、声かけをしてから行っている。

図7　エプロンの付け方

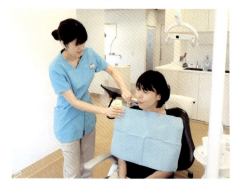

奥から手前に向かってエプロンをかけてクリップを止める。手前から奥に向かってエプロンをかけると、スタッフの腕が患者さんの顔を抱え込んでしまう。外すときは逆の手順。

実践編 ● 歯科医療面接でチェアサイドがここまで激変！6医院の実例集

③ユニットを横にしてライトをつける

BEFORE	AFTER
ユニットを動かすときに「倒します」と声かけをしていた	「倒す」は"攻撃する"という印象を与える言葉であるため、「横にします」に変更した
ユニットを動かす際、何も言わず患者さんの見えない位置からボタンだけを押していた	自分の姿が患者さんの視界に入る位置に行き、声をかけてからボタンを押すようにした
ライトの位置を調整する時、ライトが患者さんの視界に入ってまぶしい思いをさせていた	患者さんの胸元を照らして視界から外し、徐々に口腔内にライトを合わせるようにした
顔にタオルをかける際に、声かけと動作が同時だった	一言声をかけてからタオルをかけるようにした
ユニットが横になっている状態で話しかける際、患者さんの真上から話しかけていた	圧迫感や恐怖感を与えないように斜め下から話しかけるようにした

　これまでは、ユニットを横にする動作について、正直、ボタンを押すだけの作業だと認識しているところがありました（図8）。そのため、患者さんにとっては急に動いたなどと感じさせていたかもしれないことに気づきました。そこで、患者さんにあらかじめ声かけすることで、恐怖感や不快感を少しでも軽減するようにしています。同様に、タオルを顔にかけたり、胸元に置いたりするときにも、声かけをしてから実施するように改善しました。ユニットを起こすときには、タオルを外してから動かすようにしています。

　ロールプレイでは、患者役がユニット上で横になっている状態で、スタッフ役に真上から話しかけられるということも体験したところ、少し圧迫感がありました（図9）。そこで、いすを動かして斜め下から話しかけるように変えました（図9）。少しでも圧迫感や不快感を与えないように、ささいな事でも気をつけることが大事だと感じました。

図8　ユニットを横にする際に無言は禁物

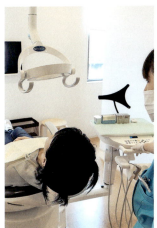

ボタンを押す際はどうしても患者さんの視界から外れることになる。患者さんの視界に自分が入る位置まで行けなくても、「横にします」の声かけは必ず行うべき。

図9　ユニット上で横になっている患者さんに話しかける位置

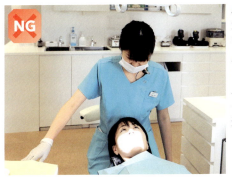

患者さんの真上から話しかけているようす。ロールプレイで体験してみたところ、見下ろされている感じがして圧迫感があった。

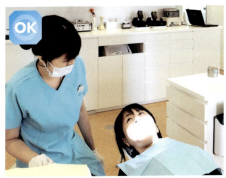

ユニットを横にしたまま話しかけるときは、患者さんに対し斜め下の位置から話しかけるようにした。真上から話しかける場合と比べて圧迫感が減り、患者さんの緊張も和らぐ。

39

④治療後ユニットを起こす

BEFORE	AFTER
ユニットを起こす時に、ライトが患者さんの真上にあった（図10）	ユニットを起こす時に、ライトを視界からなくすために、横へずらした（図10）
ネガティブな言葉で診療を終わりにすることがあった	最後はポジティブな言葉で終わるようにした
勇気づけが意識して行えていなかった	感謝の言葉やほめることを意識した

　治療後は単に「お疲れ様でした」とだけ伝えたり、「大変でしたね」「つらかったですね」といったネガティブな言葉をかけたりしていることも多かったですが、今では、「スッキリしましたね」などポジティブな言葉での声かけを積極的に行うようにしています。また、「きれいにして来ていただいてありがとうございます。治療がしやすかったです」などの感謝の言葉を、診療後こそ伝えることが大事だと思います。

図10　ユニットを起こす際のライトの位置

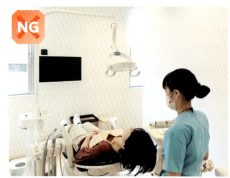

ライトが患者さんの真上にある状態。チェアを起こす際、ライトが目の前に接近するため圧迫感が生じてしまう。

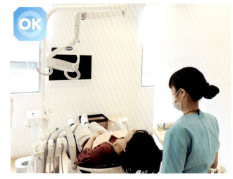

ライトを横にずらしている状態。チェアを起こす際、患者さんの視界をさえぎるものがないため圧迫感がない。

⑤見送り

BEFORE	AFTER
最後まで見送りができているかどうか、スタッフによってばらつきがあった	患者さんが診療室から出るまで見送りを行うよう徹底した

　診療室から出る時の見送りは、患者さんから遠すぎない距離で行うようにしています。1階では、チェアサイドにあるキャビネットの横に立って、患者さんが診療室から出るまで見送りをしています。この時、すぐに背中を向けてしまうと患者さんが不快な気持ちになることもあるので、診療室を出たことを確認してから自分の作業を行うように注意が必要です。

　2階は個室ですが、これまではドアの開け閉めを患者さんがされていたこともありました。今では、必ずスタッフがドアを開けてから見送りをして、退出後にドアを閉めるようにしています。

医療面接導入後の変化

スタッフの変化
患者さんの不安を以前よりもつかみやすくなった

これまでも、患者さんへの配慮を行っていたつもりでしたが、患者さんの目線やスタッフが立つ場所など、具体的にどうすればよいのかを深く考えたことはありませんでした。今では、不安や恐怖を抱えながらも、一歩踏み出して歯科医院に来院してくれたことへの感謝の気持ちをどのように表すか、それぞれの立場で考えることができるようになりました。

また、これまでは、患者さんの口腔内の悪いところを指摘して、どうすれば良くなるかということばかりに意識がいっていましたが、医療面接導入後は一人ひとりの意識に変化が生まれ、患者さんの良いところはどこか考えるようになりました。結果、患者さんの表情をよく見るようになり、痛みがある場所や不安などを以前よりも感じ取りやすくなりました。

実際に聞いてみました！　スタッフからの声

患者さんに対するスタッフ全員の意識や行動がより良く変化したことで、患者さんから「とても親切にしてくれる」「こんなにていねいな歯科医院は初めて」とお褒めの言葉をいただくことが増えた。また、最初は不安な表情をしていた患者さんから「詳しく説明してくれて納得したので、全部お願いしてみようと思う」と前向きな言葉が返ってきたこともあった。

患者さんの来院人数が増加し、家族からの紹介や口コミの数も増えた。患者数が増えるということは、当院を信頼して来ていただいていることであり、とても嬉しく思うと同時に、よりよい医療を提供していかなければならないと感じている。

医療面接によって患者さんの情報を詳しく知ることで、より深い説明が可能となり、患者さんの気持ちに寄り添えるようになってきたと感じる。今後さらに患者さんに満足してもらえるよう、スタッフ皆で医療面接に取り組んでいきたい。

患者さんの表情の変化を感じ取れるようになったので、一人ひとりのことをもっと理解したい、その人に合ったより質の高い医療を提供したいと強く思うようになり、日々楽しみながら診療を行えているように感じる。患者さんの笑顔が増え、質問をうける場面が増えてきた。これは、寄り添って理解したいという気持ちが伝わっているのではと嬉しく思っている。これからも患者さんと共に治療に取り組める存在でありたい。

受付では、遅れて来た患者さんがいると、以前は「アポイントの時間がずれてしまう」と思っていたが、患者さんは恐れや不安を持ちながらも勇気をもって来ていると思えるようになった。患者さんが歯科医院で最初に出会うのは受付である。したがって、つねに笑顔で対応できるように、また、電話でも顔が見えない分、声のトーンなどに気をつけるように今まで以上に心がけている。名前がわかる方は名前を呼ぶようにして、前回痛みに耐えていた方には、痛みが大丈夫か聞くようにするなど考えるようになった。

単に聞き取りを行うのではなく、患者さんが発した言葉から話を膨らませるようにすると、仕事や家族のことなど問診票だけではわからなかった生活背景が見えてくることがある。生活背景を知ると、指導の内容も大きく変わってきた。逆に、何も考えずに聞いてしまうと、相手にとって答えにくいこともあるため、くふうして聞くことも大切だと感じた。患者さんだけががんばるのではなく、歯科医院のスタッフ全員と一緒にがんばっていくことを伝えると、より良い関係につながっていくと思う。

患者さんの変化
自身の言葉で話してくれるようになった

　以前と比べて、患者さんが安心して話をしているように感じます。こちらがポジティブな言葉を使うことを意識すると、患者さんから「ありがとう」と言われることが増えました。また、症状が改善したところなどを患者さんが自分の言葉で伝えてくれるようになり、以前よりもコミュニケーションの質が良くなったと感じています。笑顔も増えた結果、患者さんと共に幸せになれる環境に少しずつ変化していると思います。

今後に向けて
改善には時間がかかるが、まずはその時気になるところから

　医療面接に取り組んでいく中で、もちろん課題もありました。特に、個々の考えをどのように全員で共有するかは未だに試行錯誤中です。話し合いやロールプレイがなかなかうまく進まなかったり、ロールプレイで生じた疑問点の改善策がすぐに思いつかなかったりすることもあります。たとえば、退室誘導時にどの位置で声をかけるかが難しいという意見が出た場合、どうするか決めるにはいろいろと試してみる必要があり、ある程度の時間が必要です。

　しかしながら、実際に患者さんと接する機会の多い歯科衛生士や歯科助手、受付が中心となって行うことで、まず今気になっていることから取り組めていると感じています。今後も改善を繰り返しながら、より患者さんに安心と心地よさを提供できるような医院づくりをしていきたいです。

From Dr.西田 ● みどりの歯科医院の"宝"みつけました

ロールプレイングの繰り返しで、自分の癖に気づく

　医療面接上達のコツは、あたりまえではあるのですが、「ロールプレイングをひたすら繰り返す」、この一言に尽きます。そして、この時第三者から「自分の癖」を指摘してもらうことが大切です。自分の癖に気づくことはきわめて難しいからです。みどりの歯科医院は、ロールプレイングに際して、チェアサイドにおける問診だけでなく、全部で"5つの場面"を設定して細かくチェックされている点がすばらしいと思います。そして、ロールプレイングとフィードバックを通して得られた結果と意見を全員で共有し、改善していく。この方法であれば、最短距離でスタッフ全員が伸びていくことでしょう。

歯科衛生士 必携！　チェアサイドで役立つすぐれもの

医療面接に

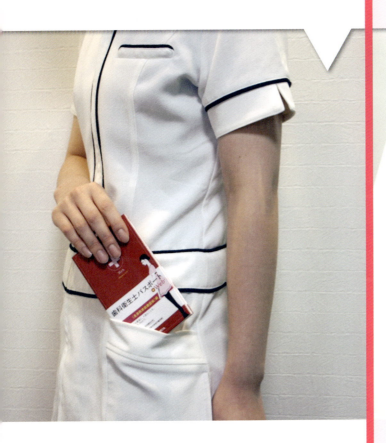

歯科衛生士パスポート+Web

ポケットサイズの書籍に大事なことを
詳しい解説は、Web で

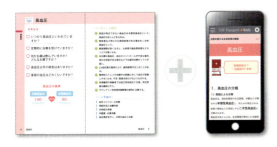

▶ 歯科衛生士が行う有病者の医療面接を簡潔にガイド
▶ 急変時対応など、有病者対応に必須な基本情報を網羅
▶ Web には、書籍とは異なる独自のコンテンツがぎっしり

145×85mm ／フルカラー／ 112 ページ／ Web サービス／定価：2,750 円（税別）

患者説明に

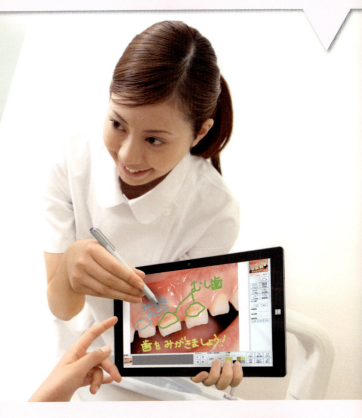

VisualMax DH

患者コミュニケーションのノウハウを
タブレット 1 台に集約

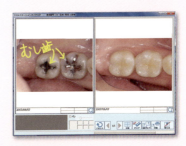

▶ あらゆる歯科画像を取り込み、直接書き込んで説明
▶ 症状の変化なども、分かりやすく比較表示
▶ 画像は、患者さんごとに自動で時系列にアルバム化

月額目安（7 年リース）／月々 12,900 円〜（税別）
※搬入調整費、インスト費、オプション費、保守料別途

「スタッフが主役」な医院づくりを応援します

メディア株式会社 〒113-0033 東京都文京区本郷 3 丁目 26-6 NREG 本郷三丁目ビル 8F　TEL 03-5684-2510(代) FAX 03-5684-2516

Clinic 2
小西歯科医院　小西弘晃副院長

敬意を伝える行動でプラークが減らない理由が見えるようになった

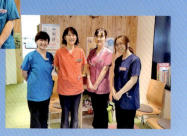

医院DATA

　当院は1973年に当地で開業し、これまで2度の改装を経て、現在の医院になり今年で7年目を迎えます。

　チェアは4台で、すべて個室。動線分離とスタンダードプリコーションを考えた設計にしました。治療用ユニット以外は、周囲に比較的広い空間を確保していたので、患者さんの右前方に座って医療面接が実施できています。治療用ユニットに隣接して治療内容の説明用の机があり、医療面接時にも使用しています。

　当院では、リスクアセスメントに基づいたより積極的な予防介入を目指しています。そのためには、唾液検査をはじめとしたリスク評価検査を行うのと同時に、定量化しにくい、日常生活の中に潜む疾患リスクを洗い出す必要性を感じていました。しかし実際には、職種や家族構成、要介護者の有無など、自分のプライベートにかかわる生活背景を患者さんが自ら話すことはなかなかありませんでした。こうした現状をふまえ、患者さんに少しでも自分のことを話してもらえるようにしたいと考え、医療面接に取り組みはじめました。

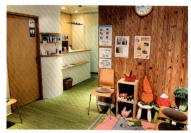

待合室。ここで患者さんにスリッパに履き替えてもらっている。

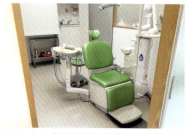

ユニットの右前方が医療面接のスペースとなる。

診療理念
- 「世界基準の歯科医療サービスを提供し、天然歯の保全と口腔内環境の管理を通じて、患者さんの健康的で楽しい人生に寄与する」

立地条件
- 高松市の中心市街から車で約30分、いわゆるベッドタウンにある歯科医院。最寄駅は無人駅ではあるものの、医院は私鉄の駅前にあり、役所、郵便局に隣接し、付近には小学校、中学校、高校がある。

患者層
- 60歳以上の患者さんが多く、家族が近くに住んでいる場合は家族ぐるみで通院していただいている場合が多い。

スタッフの人数
- 歯科医師3名、歯科衛生士3名、歯科技工士1名、歯科助手2名、受付1名。

アポイントの時間
- アポイントの時間は45分が基本で、処置内容に応じて対応している。
- 初診時は、口腔内写真やエックス線写真を撮りながら、45分間のすべてを医療面接に費やすことが多い。それでも一度に聞けないことも多いため、その後も来院時に毎回10分程度時間を取り、追加で情報を引き出すようにしている。

1日で診る患者数
- 25名から30名程度。それ以上はアポイントを取らないようにしている。半数はスケーリング、SPT、メインテナンスの患者さん。

診療状況
- 院長は管理的立場で、実質歯科医師2名で診療を行っている。
- 歯科衛生士はシフト制のため、担当制ではないが、指導の区切りがよいところまではできるだけ同一の歯科衛生士が担当するように配慮している。

ウチ流！歯科医療面接

当院で行った主な取り組みは、①まずは自己紹介から、②スリッパをそろえる、③いきなり主訴について聞かない、④"There is a reason."を考える、の4点です。

取り組み1
まずは自己紹介から

BEFORE　患者さんの背中側から話しかけていた

AFTER　ユニットの前に回り込み、ネームプレートで名前を示して自己紹介するようにした

チェアサイドで見られる"おかしな行為"

　以前は、ユニットの後ろから、患者さんの顔も見ずに「こんにちは。歯科医師の小西です」と挨拶をしていました（図1）。こうした状況は、診察室の外なら、かなり不自然です。初対面の人と出会う時、背後から顔も見ずに挨拶をしようものならば、"変わった人"と思われて当然ですよね。しかし、歯科医院のチェアサイドでは、そのおかしな行為があたりまえになっていると思いませんか。

自己紹介は1分もかからずにできる！

　そこで当院では、医療面接を学んでからは、自己紹介から話し始めるようになりました。また、それまでつけていなかったネームプレートを用意し、フルネームで自己紹介するようになりました。患者さんに生活習慣などをいろいろとお話しいただくのに、こちらが名を名乗らないのはおかしいですよね。ですので、必ず座っている患者さんの前方に着席し、目線の高さを合わせて自己紹介しています（図1）。

　この間、ほんの1分です。歯科医院が忙しいのは十分に理解しています。一人ひとりに何分もかけてていねいにご挨拶している時間はありません。しかし、ユニットの前に回って、目線の高さを合わせて自分の名前を名乗る。それくらいの時間は取れるのではないでしょうか。

図1　自己紹介をする際の姿勢

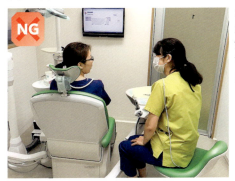

ユニットの後ろから患者さんに話しかけている。マスクも外していない状態。

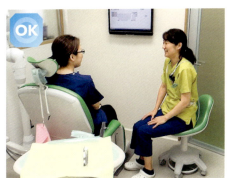

ユニットの前に回り込み、患者さんときちんと目線を合わせて話している。マスクも外している。

取り組み2
スリッパをそろえる

BEFORE 患者さんが脱いだスリッパはそのままにしていた

AFTER 患者さんがユニットを降りる時にスリッパをそろえるようにした

今では、医療面接の一部と考えるように

当院では、来院時に医院の入口で患者さんにスリッパに履き替えてもらう形式をとっています。医療面接のセミナーを受けたあと取り組み始めたことの1つとして、患者さんがユニットを降りる時にスリッパを揃えるようになりました（図2）。

以前は、スリッパを揃えるなんて過剰サービスで、歯科医療者の仕事ではないと考えていたのですが、今ではこういう所作も医療面接の一部だと理解しています。というのも、「敬意を払う」ことの意味を西田先生から教わったからです。

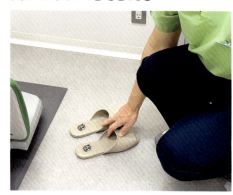

図2 スリッパをそろえる

診療終了後、グローブを外してから患者さんの足元でスリッパをそろえている。

患者さんの身体を触らせてもらっていることに敬意を払う

ハーバード大学の医師は、聴診を終えると患者さんの洋服のボタンを自ら留めるそうです。聴診するために服を脱いだのだから、その服装を整えるのは医師の仕事であると考えるそうです。歯科医院のチェアサイドにおいてもこの考えは通じると思います。治療が終わっても、口の周りは汚れたままで、エプロンだけさっさと取られて、バラバラに転がっているスリッパを履いてお帰りください、では患者さんに「自分は大切にされていない」と感じさせてしまうと思います。ましてや、横になったままの患者さんを置き去りに、あとは勝手にうがいをして「さようなら」では信頼を得られるはずがありません。

われわれ医療者は、患者さんが自分たちを信頼して身体を触らせてもらえていることに、もっと敬意を払う必要があるのではないでしょうか。したがって、患者さんが履きやすいようにスリッパを揃えて、エプロンを取ってユニットに座った状態にキチンとお戻しすることで、**相手に対する敬意を態度で示す**。患者さんと話すことだけではなく、行動で示すことも良好な信頼関係を築く大切なポイントではないかと考えるようになりました。

実践編 ● 歯科医療面接でチェアサイドがここまで激変！6医院の実例集

取り組み3
いきなり主訴について聞かない

BEFORE	AFTER
いきなり主訴の問診から入り、それ以上相手を知ろうとしていなかった	来院経緯や生活状況などオープンクエスチョンで聞くようにした
患者さんが痛みを主訴としていても、特に共感を示していなかった	痛みが強い場合には、そのことに対し共感を示すようにした

患者さんに自分のことを話してもらう

　以前のわれわれは、患者さんの顔を見ずに挨拶したあと、「今日はどうされましたか？」といきなり主訴の問診に入り、「○○が痛いんやわ」と言われると、そのままユニットを倒して「ここですか？」「いつからですか？」「どんなふうに？」「レントゲンを撮りましょう」という感じでしたから、お互いのことを知る由もありませんでした。今思えば、非常に異様な光景です。

　現在は、医院の混み具合によって臨機応変ですが、激しい痛みや出血がなければ、住所を確認して「○○から来られたのですね」「どうして当院を選ばれたのですか？」「お仕事は忙しいですか？」「何時ごろ帰宅されますか？」などから伺うようになりました。これらのオープンエスチョンをきっかけにして、ある程度患者さんから生活のようすをお話していただきます。すると「○○さんから紹介されて来ました」「最近仕事で夜遅くに帰宅して歯磨きしないで寝てしまう」など、さまざまな答えが返ってくるので、症状の原因がわかり、対応の方向性も見えてきています。

相手の痛みを理解し、適切な対応を

　痛みなどの症状が強い場合には、「いつからですか？」「それは大変でしたね」といった具合に、痛みに悩まされたことに共感を示すようになりました。それから、「お仕事は手につきましたか？」「食事は摂れていますか？」「夜は眠れましたか？」などとお聞きし、患者さんに手短かに話してもらうようにして、症状の聴取をしてから応急処置を素早く済ませるようにしています。

　ここで大事なことは、**歯原性疼痛か非歯原性疼痛かをはじめに鑑別すること**だと考えます。実例として、片側の歯肉から頬部にかけてのピリピリとした疼痛と、特徴的な疼痛誘発所見をもとに帯状疱疹の診断に至り、早期に投薬を受けた結果、後遺症（帯状疱疹後神経痛）が回避され、予後良好となり、患者さんから厚い信頼を得られた経験があります。歯科専門職としての知識を武器に、少ない情報で疾患が予測できれば、痛みに悩まされた患者さんをイライラさせずに、適切な応急処置ができます。

知識をもっていても、相手を知らなければ役に立たない

予防的アプローチには、治療的アプローチよりも知識に頼る部分が多いように思います。なぜならば、疾患は現症としてまだ目に見えず、将来を予測できなければいけないからです。たとえば、う窩が存在すれば、誰でもう蝕と診断できます。しかし、う窩が存在しない歯面がこの先う蝕になるかならないかを予測することは、知識がなければできません。

メインテナンスとは知識を武器に患者さんとともに歩むことであると考えています。ところが、いくら知識があっても、目に見えないう蝕のリスクを聞き出すことができなければそれは役には立ちません。それは患者さんの生活の中にあります。毎日数回きちんとブラッシングをしているにもかかわらず、う蝕になるのであれば、食生活についても聞き出さなければいけません。そして、その食生活の問題の原因が職種や生活環境に起因する可能性もあります。これらの個人的な情報を聞き出さなければ、予防の知識があっても効果的に使えないのです。

ブラッシング指導（TBI）ではなく、口腔衛生指導（OHI）

当院では元々、「ブラッシング指導」（TBI：Tooth Brushing Instruction）という言葉ではなく、「口腔衛生指導」（OHI：Oral Health Instruction）という表現を用いて日々取り組んでいます。ブラッシングのテクニックを伝えることに終始するのではなくて、糖質摂取コントロールなどのブラッシング以外のプラーク減量法・増殖抑制法や、口腔の健康に関する知識を患者さんに伝えて、日常生活の中にあるう蝕や歯周病のリスク因子を減らし、防御因子を増やす知恵を備えてもらうことに重きを置いています（図3）。勇気を出して歯科医院を訪れた患者さんの不安を解き、信頼してもらい、疾患の正確な診断に必要な情報収集のために、医療面接こそが有用だと考えます。

図3　防御因子を増やす知恵を備えてもらう

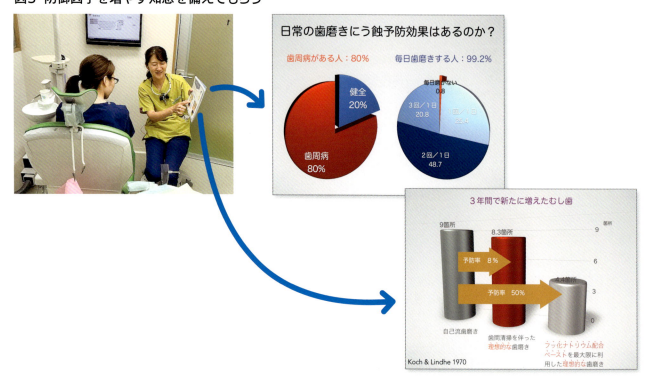

データやエビデンスを示しながら、一人ひとりの背景をふまえたリスク因子を減らし、防御因子を増やす知恵を備えてもらう。

取り組み4
"There is a reason."を考える

BEFORE
- プラークが減らない患者さんに対し、決まりきったアプローチしかできていなかった
- 病状を聴取する時間が長かった

AFTER
- プラークが減らない理由に気づき、それをふまえたアプローチをするようにした
- 患者さんの生活が見えるような話を聴く時間を増やしている

プラークコントロールは、生活習慣の一部

患者さんからいろいろ話を聞けるようになると、患者さんの置かれた生活環境を理解できなければ、生活習慣の一部であるプラークコントロールは不可能であると考えるようになりました。そして、「歯磨きができないのには理由がある」「プラークが減らないのには理由がある」ということに気づき始めました（**表1**）。その理由は人によって実にさまざまで、挙げ始めたらキリがありません。そう思うようになると、相手に聞く内容が自然に変わりますし、見える世界も違ってきました。

表1 プラークが減らない理由の例
- 夜勤で眠気覚ましにつねに飴をなめている
- パートタイマーでシフトによって食事時間が不規則
- ひとり親家庭で母親の帰りが遅く、お菓子を食べて待っている
- 長距離トラックの運転手で、昼食はハンドルを握ったまま菓子パンを頬張る
- 部活中にスポーツドリンクをチョコチョコ飲む
- 飲食業で一日中味見のために試食をする
- 胃がんで胃を摘出し、一度にたくさん食べられずにチョコチョコ食べる

"わかっていても歯磨きできない"ケースこそ、医療面接が有効

総じて、プラークの病原性について理解されていない方が多いと感じます。ですので、まずは、「歯垢」という言葉ではなく、「バイオフィルム」「歯糞」という表現をあえて用いて、菌であることや不潔なものであることを患者さんに強烈に認識してもらう必要があります。汚いものが口の中に付いているという意識が芽生えれば、それを取りのぞきたいと思うのが自然です。これでモチベーションの問題は大きく改善され、歯磨き、特に歯間清掃の重要性が伝わることを経験してきました。

それでも、「わかってはいるけど実行できない」「実行しているけれど結果が出ない」というケースに遭遇します。この時こそ、医療面接の力が発揮されます。職業や生活のようす、既婚か未婚か、子どもの有無や年齢、親と同居か別居か、要介護者やハンディキャップを持った家族がいないか、血縁者の口腔疾患についても聞くようになりました。疾患の問診について、以前は病状を聴取する時間が長かったですが、医療面接を実践するようになってからは、相手の生活が見えるようなお話を聞く時間が長くなっています。

CASE 1　通院が途絶えた背景に、家族の不幸があったAさん

性別・年齢
男性・69歳

主訴
2〜3日前から歯がしみて痛い

全身的既往歴
アルコール性肝炎、アルコール依存症、高血圧症

歯科的既往歴
- 以前から定期通院の必要性を説明するも、痛くなってから受診していた
- 染め出しをしても、顕微鏡で細菌の説明をしても、歯を磨く気にならない、口腔衛生指導にまったく耳を貸さない、難症例

　今回も数年ぶりに来院されたAさん。年齢の割に老いた印象で、以前よりもやせ細っていましたが、杖を突きながら家族に付き添われて何とか自力歩行で来院されました。来院時、受付にて、「歯が痛いんや、診てくれ」と言われて、アポイントなしで来院されたことが私の耳に入りました。「まともに歯磨きもせずに、何年も放っていたのだから自業自得」、私の脳裏にはそんな感情さえよぎっていました。

　しかし、その時に受付にいたスタッフが、待合室で待つAさんに近寄って話を聴くと、想像以上に辛い出来事があったことがわかりました。Aさんには、障害を持ったお子さんがいました。そのお子さんの介護を毎日毎日、かれこれ20年以上続けてきたそうです。介護疲れから多量のお酒を飲むようになり、アルコール中毒に。その治療のため、長期入院を余儀なくされました。そして、その間にお子さんは他界されてしまいました。家族の気遣いから、退院するまでそのことは知らされず、自宅に戻った時に初めてそのことを知ったそうです。

　スタッフとAさんの間で交わされた会話が以下の内容です。

「悲しいことがあったのですね」
「体の自由がきかなくなって、車の運転もできなくなった」
「それは大変ですね」
「こんなに痩せて、今まで着ていた洋服が合わなくなってしまった。今着ているシャツ、子どものシャツなんだ」
「お子さんが近くにいるみたいですね。喜んでいらっしゃるのではないですか。よくお似合いですよ」

　そうスタッフが言葉がけすると、Aさんのお顔が少し和らいだ感じがしました。

「うちの子は電車が好きで、よく電車を見に連れて行ってね。電車が見えて、音が聞こえるところにお墓を建てようと思うんだ」

　スタッフから報告を受けた時、定期受診ができなかった理由がわかった気がしました。そして、私はAさんにこう伝えました。

「お子さんのお墓を建てて、見守るためにも元気にならないといけませんね」

　すると、その時は少しだけ口腔衛生指導を聞いてくれました。疼痛の原因は根面う蝕によるものでしたので、適切に処置し、治療は終えました。

　残念ながら、その後の通院は途絶えてしまいました。お子さんを失った悲しみを乗り越えられず、また通うのが困難になってしまったのかもしれません。次に来院されたときにも、その辺りの事情を配慮して接しよう。そう思えるようになったことも、医療面接を学んだ効果だと思います。

CASE2　多発するう蝕は"職業病としてのう蝕"だったBさん

性別・年齢
男性・41歳

主訴
むし歯が次々にできるのが不安なので治してほしい

全身的既往歴
特になし

歯科的既往歴
- 前医にも定期的に通院していたが、そのたびにう蝕の存在を指摘されて、不安になって知人の紹介で当院に来院した。
- 非常に真面目でモチベーションが高く、ブラッシング回数も多い。自己流で歯間清掃も実施していた。

　間食についての問診で、おやつを食べる習慣がないとのことで、危うく見落としてしまうところでしたが、実はこの方、製菓会社に勤務されていて、製品の検査のために「お菓子を食べる」ことが仕事になっていたのです。「職業病としてのう蝕」であることが判明しました。仕事上、お菓子を食べているので、おやつとは認識していないのです。このような場合、患者さんのセルフケア不足を指摘するのは見当違いです。食べ物の頻回摂取は業務ですから、止めることもできません。

　さらに聞いてみると、Bさんは未婚者であり、高齢の母親の世話をするため夜寝るのも遅く、夕食の時間が寝る直前になることも判明し、脱灰因子が強いこともうかがえました。すぐに改善できるような簡単な問題ではないことは明らかです。こうした相手の背景を知らずに、一方的に「規則正しく生活しましょう」と指導しても無意味です。

　そこでまず、こうした状況がう蝕のリスクになっていることを、う蝕の成り立ちについても説明しながら伝えました。そして、防御因子（歯磨きのタイミング、フッ化物応用の正しい理解、飲み物の無糖化）を強化することで対応することとなりました。Bさんには、できることから改善してもらい、改善できない部分はわれわれが高濃度フッ化物による予防処置を行うことで寄り添うと伝えることで、ともに健康を守っていく意思を示すことができました。Bさん自身、う蝕が発生し続けることを不安に思っていたので、行動変容に成功しました。

　このような介入は、医療面接を導入していなかった頃にはうまくできなかったことです。

医療面接導入後の変化

スタッフの変化
患者さんに敬意をきちんと伝えられるようになった

　医療面接による患者さんとのかかわり方は、当院にいろいろな良い変化をもたらしたと思います。疾患の正しい診断（特にう蝕の原因や予防処置にはとても有効）、円滑な指導、そして、スタッフのやりがいなど。

　ある時、スタッフが「うちの患者さんはお口がキレイで、ていねいにきちんとセルフケアをしてくれている方が多いと思います」と言いました。それは、患者さんのことを知ろうとし、スタッフが示した敬意が患者さんに伝わったからだと思いました。西田先生はこれを"宝"と呼んでいます。気がつけば、毎日さまざまな"宝"が生まれています。

　逆に言えば、今まではこうした"宝"が生まれていることに気が付かず、たくさんの患者さんやスタッフを失ってきました。まだまだ努力が必要ではありますが、患者さんやスタッフとともに倖せになれる、そんな存在しないと思っていた理想郷が、もしかしたらできるかもしれない。医療面接を学んで、そう感じるようになりました。

患者さんの変化
心がつながって、不安が緩むようになった

　チェアサイドで自己紹介をするようになると、ほとんどの患者さんは少し驚いたような反応を見せます。一般社会ではあたりまえのご挨拶が、チェアサイドでは新鮮に感じるようです。「これはごていねいに……。よろしくお願いします」という言葉さえ返ってきます。うまく表現できないのですが、この瞬間に患者さんと何か"心がつながる"感じがするのです。あまり行きたくない歯科医院に来て、どんな怖い先生に、どんな痛いことをされるのか、そんな不安で緊張していた表情が、医療者側の自己紹介によって少し緩むように見えるのです。

　また、患者さんを大切に想っているという態度を示すようになったことで、最近では遅刻したり、無理を言われる患者さんが少なくなったように感じます。一度メインテナンスが途絶えた方が、何らかの事情で再受診をした際に、そこからメインテナンスが再開できていることも多くなりました。患者さんとのかかわり方が変わって、これまで取り組んできた生涯メインテナンスの実践に近づいたと思います。これも、医療面接の効果ではないでしょうか。

今後に向けて
患者さんと話す時間を少しでも多くしていきたい

　当院ではこのように医療面接に取り組んでいますが、まだすべての患者さんに対しうまくいっているわけではありません。最近、西田先生から、医療人におけるアマチュアとプロフェッショナルの違いについて教わりました。アマチュアには嫌い・苦手な人がいる一方、プロフェッショナルはすべての人に"宝"を見出し敬意を抱けるということです。そうなれば、日々の臨床はとても楽しくなるでしょう。そんなプロフェッショナルを目指したいものです。

　では、具体的に何をすればよいのでしょうか。筆者は"時間をつくりだすこと"だと考えています。忙しくて、医療面接や治療説明に十分な時間がとれず、患者さんとの相互理解が得られないことが、相手を嫌い・苦手になる原因の1つと考えています。診療時間は有限ですから、短時間にわかりやすく伝えること、処置時間の無駄をできる限りなくすことで、患者さんと話す時間をすこしでも多くつくりだすことが今後の課題です。

From Dr.西田 ▎小西歯科医院の"宝"みつけました

ごくごくあたりまえのことが信頼関係の構築につながる

　小西歯科医院は、"自己紹介"と"スリッパをそろえる"という、ごくごくあたりまえのことではあるけれど、多くの歯科医院で見逃されている部分に、気づかれ、反省され、実際に挑戦されました。大きな不安を乗り越えて歯科医院を受診された患者さんの勇気が理解できれば、最初に自分の名前を名乗ることは当然のこととなりますし、患者さんの体への敬意といたわりの気持ちが生まれれば、スリッパを揃えることも自然な所作となります。医療面接とは一見無関係に思える、自己紹介とスリッパ揃えが、実は信頼関係の構築を大きく左右するのです。こうした信頼関係構築を通して生まれた、ふたつの症例呈示は感動的でした。

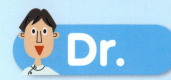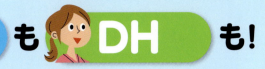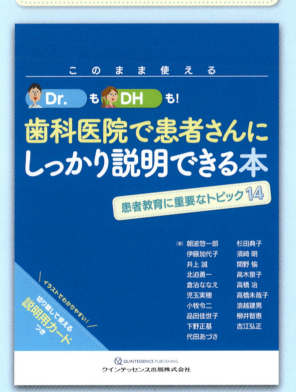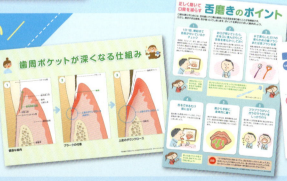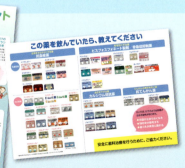

Clinic 3
香川大学前はこざき歯科医院　箱崎達司院長
改良版カウンセリングシート&声かけで対応の質を向上

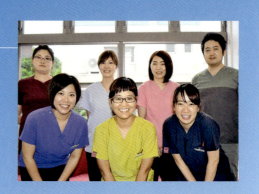

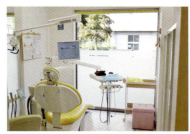
診療室。パーテーションで仕切られ、半個室になっている。

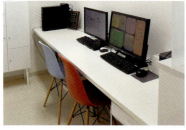
カウンセリングルーム。奥に長い設計。

医院DATA

当院は2011年に開院し、今年で7年目を迎えました。医院のチェアは4台。半個室になっており、隣のようすは見えないものの声や雰囲気は感じられるようになっています。初診時の医療面接は、専用のカウンセリングルームで行っています。

当院の診療スタイルはカウンセリングを重視し、患者さんの意見を聴くことに重点を置いていましたが、メインテナンス受診率はけっして高くなく、また中断患者数も少なくありませんでした。理由としては、当院の患者層が比較的若く、学生や働き盛りの方が多いこと、また、「早く処置をしてほしい」という患者さんの表面的なニーズにとらわれ、本来持っている潜在的な要望をすくいあげることが疎かになっているからだろうと考えていました。

当院の患者さんへのカウンセリングは一定の水準に達していると考えていましたが、今回医療面接セミナーを受講して医療面接の奥深さを知り、大きな学びを得たと同時に、当院に不足している部分を実感いたしました。そこで、医院にどのような形で落とし込んでいくかをミーティングで検討し、現在はさまざまな場面で導入しています。

診療理念
- 「医院と、医院に関わるすべての人が幸せになること」

立地条件
- 高松市の中心街から車で数分ほどの市街地で、近隣には役所や小学校、高校、大学がある。特に大学は医院の目の前に正門があるため、大学関係者などが多く通行する。

患者層
- 立地条件からも学生の割合がもっとも多く、加えて近隣の方などがいらっしゃるが、新患患者さんの半数が35歳以下で、65歳以上は約10%という非常に若い年齢層である。

スタッフの人数
- 常勤歯科医師1名、非常勤歯科医師1名、常勤歯科衛生士3名、非常勤歯科衛生士1名、非常勤歯科助手2名。

アポイントの時間
- 基本的に1処置30分〜1時間。
- 医療面接にかける時間は、初診時は30分ほどで、その後は1回の処置ごとに5〜10分ほどで行っている。

1日で診る患者数
- 35人程度。うち、歯科医師の治療は15〜16人ほど、歯科衛生士が対応する患者さんは20人ほど。

診療状況
- 当院は曜日シフトを組んでいるため、すべての患者さんを担当制にしているわけではないが、基本的には同じ歯科衛生士が担当するようにしている。

ウチ流！ 歯科医療面接

西田先生の医療面接セミナーを受講してから、まずは日々の診療で行っていることを見直し、取り組み始めました。当院で行った主な取り組みは、①ていねいさが伝わる誘導をする、②患者さんと向き合い、目線を合わせる、③「カウンセリングシート」の活用、の3点です。

取り組み1
ていねいさが伝わる誘導をする

当院は、待合室からカウンセリングルーム、その後チェアへ誘導する流れになっており、待合室が土足、それ以降がスリッパに履き替えるシステムとなっています。そこで、受付の時点で、**患者さんは足が不自由ではないか、靴の履き替えが困難ではないかを観察・確認**し、靴を履いたままでも入っていただけるようにしました。

また、以前は患者さんの名前をお呼びする際、遠くから声をかけるだけでしたが、ご高齢の患者さんの場合、近くまで寄って声をかけ、急かす雰囲気を出さないように心がけるなど患者さんへの呼びかけ方を変えました（図1）。さらに、靴からスリッパへの履き替えでは、下駄箱を設置し、動線スペースを確保するようにしました（図2）。

図1　待合室での患者さんへの声かけ

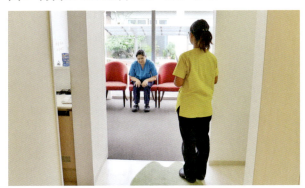

以前は、診療室の入口から患者さんの名前をお呼びし、患者さんが待合室から入口まで入ってくるのを待っていた。

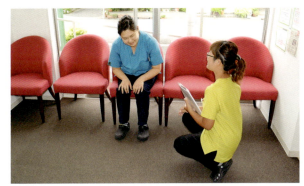

医療面接セミナー受講後、患者さんを急かすことがないよう、待合室の患者さんの近くまで行き、腰をしっかり落とし目線を合わせて呼び入れるようにした。

図2　スリッパに履き替える案内の仕方

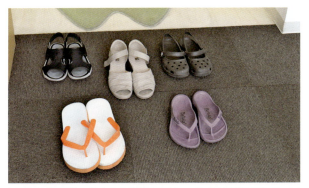

以前は、靴は脱いだままの状態でスリッパに履き替えてもらっていたが、患者さんがお帰りの際に靴を取り違えてしまうことがあった。

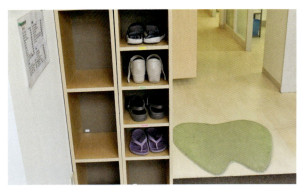

医療面接セミナー受講後、下駄箱を導入し、患者さんが入られるユニットの色ごとに靴をしまえるように印をつけた。呼び入れの際に色を告げている。

取り組み2
患者さんと向き合い、目線を合わせる

本来、医療面接は患者さんに対して90度の位置で行うことが望ましいのですが、当院のカウンセリングルームは、いすが横並びで並列に座ることになるため、患者さんと向き合って話すことが難しい状況です。

そこで、いすを少し内側に向け、からだをやや患者さんに向けるようにして着席しました（図3）。

また、診療室では、これまでチェアの横や後ろから説明することが多かったため、患者さんの表情がわからず、説明の内容を理解できているかどうか把握できていませんでした。

そこで、患者さんと目線を合わせてお話しできるように荷物カートの向きを変更し、チェアサイドにいすが移動できるようスペースを確保しました（図4）。

図3 医療面接時のいすの向き

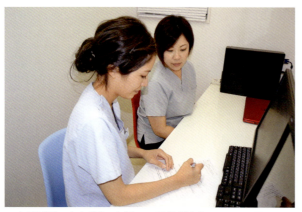

いすが並列のままだと、お互いに目線が合わせにくく、覗き込むようになってしまう。また、表情の些細な変化も見逃しやすい。

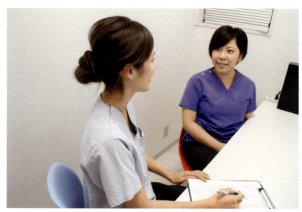

いすを少し内側に向け、からだを患者さん側に向けるだけで、お互いに目線が合わせやすくなり、表情などの些細な変化にも気がつきやすくなる。

図4 チェアサイドスペースの確保

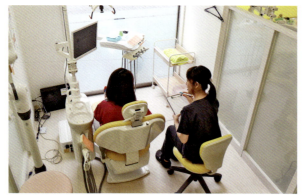

以前は奥にある荷物カートが縦置きになっており、患者さんの横では話しにくいため、ユニットの後方にいすを置き、患者さんが振り向く体勢で話をしていた。

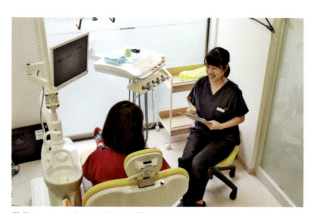

荷物カートの向きを縦から横に置き替え、患者さんに対して90度の角度がとれる位置にいすが置けるようにした。こうすることで、目線を合わせて話すことができる。

実践編 ● 歯科医療面接でチェアサイドがここまで激変！6医院の実例集

取り組み3
「カウンセリングシート」の活用

聞き取り内容の統一を図った

　当院は、開院当初より患者さんに問診表(**図5**)をご記入いただき、それをもとに情報の聞き取りを行っていました。

　しかし、スタッフ間でロールプレイングを行い、その際に撮影した動画を検証してみると、スタッフによって聞き取り内容にばらつきがあることがわかりました。

　そこで、新たに**聞き取る情報を統一**するため、「カウンセリングシート」を作成しました(**図6**)。主訴の詳しい現況(どこが、いつから、どれくらい、どんなとき痛いか、なぜ今日来院されたのか)や、過去に歯科医院に通院し、嫌だったこと、してほしくないこと、毎日のブラッシング習慣や生活習慣、メインテナンス受診の有無など、問診表の情報に加えて**聞いておくべき情報とその聞き方を、セリフつきで記載**しておき、スタッフの違いによる聞き漏らしがないようにしました。

図5　初診時に記入いただいている問診表

来院理由、全身状態、服用薬、アレルギー、入院・手術経験、妊娠の有無の確認のほか、治療の優先順位(治療の精度、見た目、説明、治療時間、待ち時間、無痛、治療費)、当院を知った理由などを答えてもらうようにしている。

図6　医療面接セミナー受講前のカウンセリングシート

問診票に記入していただいたことやほかに必要なことを確認する際に、担当スタッフによるばらつきを防ぐため、セリフ付きのカウンセリングシートを製作し、スムーズに質問ができるようにしている。

情報を共有し、スタッフによる対応の差を感じさせない

しかし、医療面接セミナーを受講した際に、「カウンセリングシート」の内容だけでは主訴をより詳しく聞き取ることや患者さんの気持ちを汲み取ること、病気や生活背景など聴くべき内容が足りていなかったことに気がつきました。

ロールプレイングを行い、あらためて聞き取りシートをアップデートし、内容の充実化を図りました(図7)。

具体的には、質問をする前の自己紹介、そして、患者さんに来院していただいたことへの感謝を示すため、「本日は数ある歯科医院の中から当院を選んでいただきありがとうございます」という声かけを加えました。質問の内容としては、家族構成や職業、睡眠や食生活についての項目などを増やしました。

また、聴くべきことだけではなく、患者さんに伝えたいこと、患者さんの行動(ようす)などを記載できる欄も設け、スタッフ内で情報を共有できるようにし、誰が担当しても対応に差がでないようにくふうしました。

図7 医療面接セミナー受講後のカウンセリングシート

医療面接セミナーで学んだ、聴くべき必要なことを従来のカウンセリングシートからアップデートした。内容の充実とともに、重要な部分やスタッフで話し合った尋ね方等を赤字で記し、聴くべき項目が増えても、できる限りスムーズに行えるようにくふうしている。

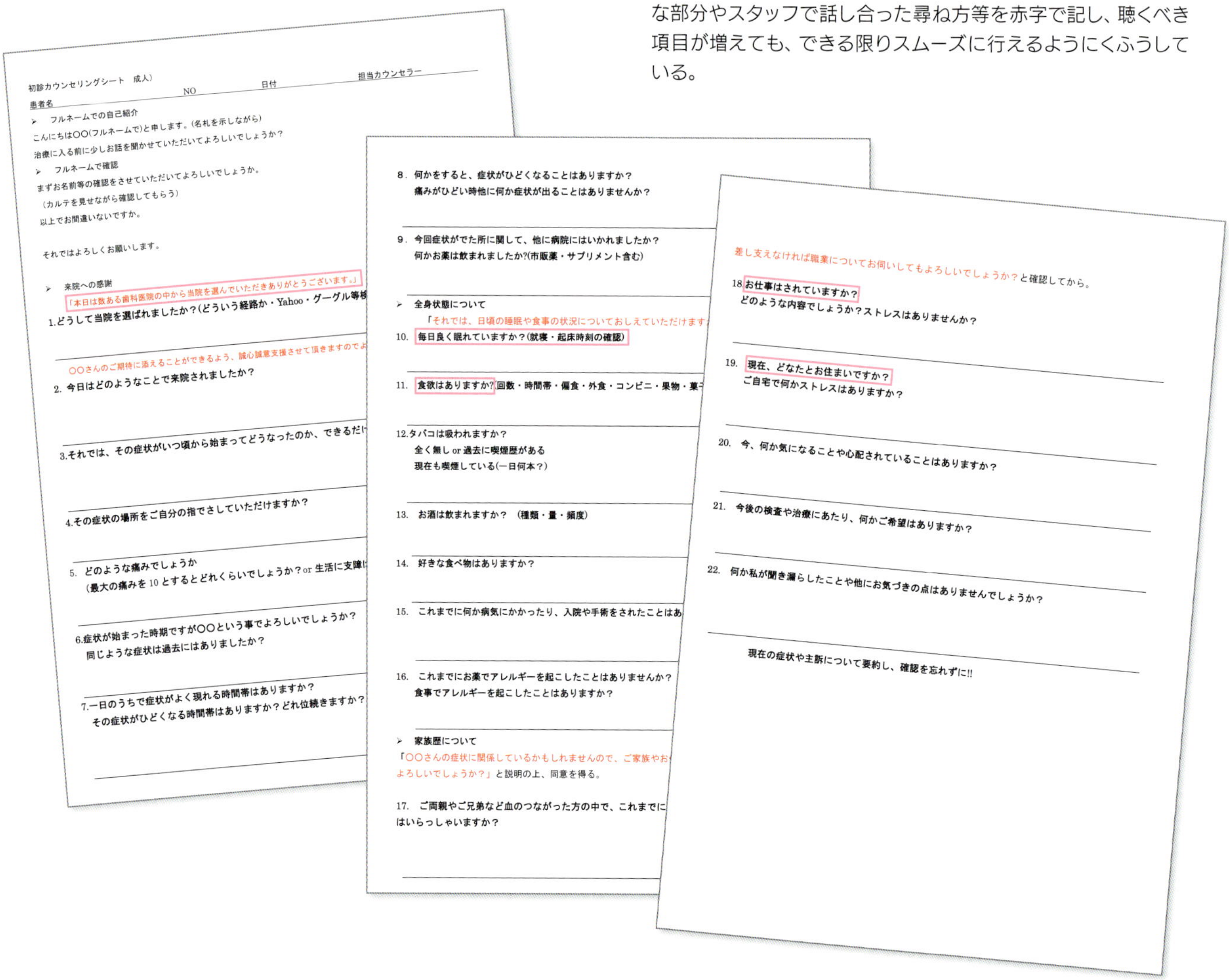

スムーズで受け入れられやすい問診の改良

BEFORE
- 質問をすることに注力してしまい、ただのアンケートのようになっていた
- カウンセリングシートへの記入に気がいってしまい、沈黙の時間が発生してしまった
- カウンセリング時間が長くなってしまった
- 聞きにくい質問をどのように尋ねればよいかわからなかった
- お子さんの場合、カウンセリングルームではゆっくり情報が聞き取れなかった

AFTER
- 2つの質問を関連付けて尋ねるようにし、自分のなかで患者さんへの理解を深めた
- 重要ワードのみ書いておき、あとでまとめることにした
- ロールプレイングを繰り返し、患者さんに合わせた質問ができるようになった
- スタッフ間で相談し、尋ね方のアイデアを出しあった
- キッズルームで対応すると、保護者、お子さんの両方から情報を聞き取ることができた

　主訴の治療を優先させたいという患者さんは「早く治してほしい」「なぜそのようなことを聞く必要があるの？」「今必要なの？」と拒否されることもありましたが、きちんとこちらが名乗り、<u>挨拶から始める</u>こと、そして、<u>カウンセリングの必要性を説明する</u>ことで、話してくれる患者さんが増えていきました。

　当初は質問をすることに集中してしまいがちでしたが、自分のなかに落とし込み理解を深めるため、<u>2つの質問を関連付けて尋ねる</u>ようにしました。たとえば、睡眠が不足しがちな患者さんに、医療面接で職業が「教師」だと聞き出せた場合、「現在は試験期間で忙しいのですか？」などと聞くことができるようになりました。そうすることで、自分の記憶にも残りやすくなりました。そこから、自分の知りたいことや他のスタッフに知ってもらいたいことも明確になっていきました。

　また、はじめは聞き取りと記入に時間がかかってしまいましたが、ロールプレイングを繰り返すことで、徐々に簡潔にまとめられるようになり、さらには、患者さんに合わせてその質問は必要か、必要ではないかを見極められるようになっていきました（図8）。

　聞きにくい、ご家族や職業についての質問も、尋ね方をスタッフ間で相談し、<mark>「○○さんの症状に関係しているかもしれませんので、ご家族やお仕事についてお尋ねしてもよろしいでしょうか？」</mark>と<u>前置きをして、同意を得てから尋ねる</u>ようにしました。

　お子さんの患者さんの場合はキッズルームで対応することでスムーズなカウンセリングを行えるようになりました（図9）。

図8　聞き取りのロールプレイング

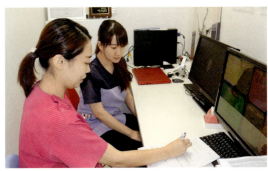

シートへの記入に注力してしまい、患者さんとの会話がストップしてしまうことがあったため、ロールプレイングを繰り返し、簡単にメモをとり、後からまとめるように訓練した。

図9　キッズルームでのカウンセリング

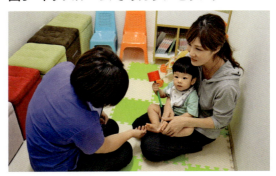

保護者や本人がリラックスした状態で話しやすい。

医療面接導入後の変化

スタッフの変化
症例検討会で患者さんの背景を考えるようになった

「カウンセリングシート」を、質問に入る前の前置きのセリフつきで作成したため、尋ねることに躊躇しがちな「職業」「家族構成」なども聞きやすくなり、スムーズに医療面接を行うことができています。

はじめの段階で職業や家族構成、既往歴、嗜好品などの情報をある程度把握することで、患者さんにとって取り組みやすいセルフケアの提案にもつながり、より最適な指導ができていると感じています。

また、院内で行っている症例検討会で話される内容は、以前は患者さんの口腔内状態、今後の治療計画が主でしたが、医療面接で得た患者さんの情報をもとに、背景にある根本的な要因を考えるようになり、「その患者さん自身へのアプローチをどうすべきか」というところにテーマが置かれることが多くなってきました(図10)。

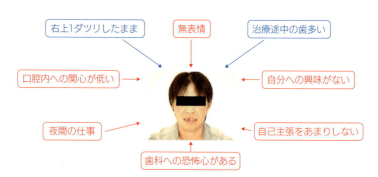

図10 症例検討会でのスライド

口腔内の情報だけでなく、患者さんの性格など背景をしっかりとらえることができているのがよくわかる。これらの情報をもとに、どのように対応すべきかを考えていく。

実際に聞いてみました！ スタッフからの声

「お忙しい中、時間を割いてくださり、嬉しいです」「こんなにきれいに磨いてくださってありがとうございます」など、**患者さんを褒めることが増えた**。褒めることで患者さんも喜んでくださり、距離を縮めることができた。

「この患者さんはこういうタイプ」と決めつけていたが、患者さん**一人ひとりの背景を考えるようになった。もっと知りたい**と思うようになった。

これまでは、OHIを進めるにつれ、少しずつ患者さんの職業や生活環境について把握していったが、**はじめの段階である程度情報を得ることで推測する時間が減り、すぐに最適な指導ができるようになった**。

以前は、よく相談される患者さんは特定の方だけだったが、**初めての方からも相談を受けたり、コンサルを希望されるようになった**。

カウンセリングでは、「決まりだから」と問診表に書かれている質問を淡々と聞くクローズドクエスチョンだったが、**オープンクエスチョンを活用**し、今後の治療において必要だと思うこと、聞いておきたいことなどを積極的に尋ねるようになった。

新患の友人や同僚、近隣の方など、患者さんの紹介や**口コミで来院される方が以前よりも増えた**。

患者さんの変化
口腔内や全身の健康に興味を持つようになった

　これまでは、「主訴さえ早く治してもらえればそれでよい」という患者さんが多かったのですが、自分の口腔内に興味を持つようになり、食事などの生活習慣を考えたいという方も増え、メインテナンスの話も受け入れてくれるようになりました。

　「この歯科医院なら大丈夫だろう」という信頼を得ることができたおかげか、「実はね……」と本心や気になっていることを患者さんのほうから質問してくれることも多くなってきたと感じています。

今後に向けて
「患者さんに寄り添う医療」を目指して

　近年、患者さんの医療に対する不信感が増していると感じています。それは、SNSなどが社会に浸透し、誰もが容易に医療について多くの知識を得られるようになってきたことが一因としてあげられるでしょう。一見すると良いことのように思えますが、実際は「面倒くさい患者さんが増えた」と思っている医療従事者の方も多いのではないでしょうか。

　筆者は、有意義な情報とは「人」が持っているものであり、医療に対する「知識」と、それに沿った「思い」が付帯して初めて有益なものになるのではないかと考えています。医療面接を行うことは患者さんとの相互理解を深めるため、情報を引き出し、そこから信頼関係を構築する「双方向性のコミュニケーション」を得ることだと思うのです。

　医療面接を学んでいく過程で、「医療面接」と「接遇」の違いは何であろうか、と考えました。筆者は、医療面接は「患者さんの訴えたいこと、思いを引き出す術のこと」で、接遇は「そのためのツールの一つ」だと考えています。思い返すと、筆者が臨床研修医の時代に、「ラポールの形成が最初に行われるべきである」ということを教わり、それがいつの間にか「問診」という形に収まってしまい、深く考えることもなくここまで来てしまいました。

　近年、歯科界が厳しい時代に入ったとされ、経営回復の一環としての増患セミナーが増えてきたと感じます。その大半を占めるのは「医療」ではなく、「医業」を目的としたものではないでしょうか。厳しい時代となった今こそ、医療面接を通じて信頼を取り戻し、患者さんに寄り添う「医療」の大切さを学び直すことが可能になるのではないかと思っています。

From Dr.西田　香川大学前はこざき歯科医院の"宝"みつけました

患者さんの人となりが浮き上がるようになった症例検討会

　スタッフ全員が医療面接に熟達してくると、患者さんの捉え方がガラリと変わります。"疾患の向こう側"に、患者さんの職業、家庭、生活環境などが見えてくるからです。

　香川大学前はこざき歯科医院では、この変化を「症例検討会」を通して実感されています。医科もそうですが、症例検討会というのは、通常"疾患と治療"にしか着目しないものです。これは人間にたとえて言えば、"骨格"だけの状態です。しかし、医療面接を通して生まれた気づきは、この骨格に"肉付け"を与え、初めてその患者さんの人となりを浮き上がらせるのです。症例検討会は、"患者背景を全員で掴む"ための最良の方法と言えるでしょう。

Clinic 4
阿部歯科医院　阿部健一郎副院長

カウンセリング資料による患者さんの情報共有を見直した

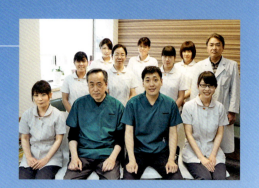

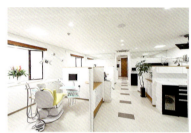
診療室。チェアまでの動線は広めにしている。

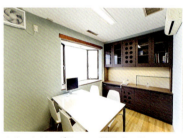
カウンセリングルーム。対面式で話せる。

医院DATA

当院は、昨年70周年を迎え、筆者の代で3代目となります。「祖父に治療をしてもらっていた」という患者さんなど、昔から通院されている方も多くいらっしゃいます。

2014年3月に改装し、診療室は、チェアが5台あり、パーテーションで仕切って半個室にしています。患者さんの中には杖をついている方、車いすの方も多いので、チェアまでの通路は広めにとった設計です。診療室の奥には対面式のカウンセリングルームがあり、初診時にここで治療前のカウンセリングを行います。待合室にはキッズスペースを設け、お子さん連れの患者さんにも喜んでいただいています。

また、レストルームは車いすの方も利用しやすいよう、広くし、手すりをつけるなどバリアフリーにも対応しています。

正しく診断を行い、患者背景に基づいた治療方針の立案と患者指導を行うためには正確な情報を集めることが重要だと感じています。治療の中断を防ぐためにも初診時に患者さんの声を聞いて共感し、相談しながらお互いが納得のいくゴール設定をするために医療面接を導入しました。

診療理念
- 「赤ちゃんから高齢者まで生涯にわたってあなたの大切な歯の健康を守るホームデンティストを目指します」

立地条件
- 私鉄の駅より徒歩2分、香川大学農学部前に位置している。閑静な住宅街で、かつてのメイン通りに面している。

患者層
- 子どもから大人まで幅広い年代の方が来院される。午前中は年配の方が多く、午後はお子さんから比較的若い世代の患者さんがメイン。大学前ということもあり外国の方も来院する。

スタッフの人数
- 歯科医師6名(常勤2名、非常勤4名)、歯科衛生士4名(常勤3名、非常勤1名)、歯科技工士2名、歯科助手2名、受付1名。

アポイントの時間
- 治療、メインテナンスともに30分。
- 医療面接にかける時間は初診時30分。セカンドカウンセリングは15分、補綴カウンセリングは10～30分。

1日で診る患者数
- 歯科医師は20～30人程度。歯科衛生士は7～10人程度。

診療状況
- 院長と副院長に分かれて担当医制である。長期治療が必要な方の場合、歯科衛生士は担当制。

ウチ流！歯科医療面接

西田先生の医療面接セミナーを受講してから、まずは各自が日々の診療でできることから取り組み始めました。当院で行った主な取り組みは、①初診時カウンセリングの時間をとる、②カウンセリング資料の作成、③特別感・満足感・安心感を与える、の3点です。

取り組み1
初診時カウンセリングの時間をとる

患者さんのことを知る

　以前は、待合室で問診表を記入してもらい、その後チェアサイドで問診を行っていました。早く症状を聞いて診療を進めないといけないという気持ちもあったので、必要最低限のことを聞いて終わらせていたように思います。また、患者さんも慣れないユニット上では緊張があったり、チェアサイドはオープンスペースということもあり、なかなか細かなことまでは話してくれないこともありました。

　そこで、深く情報を聞き出すためにカウンセリングルームに案内し、1対1で話すようにしました(**図1**)。この段階で、「嘔吐反射が強い」「鼻呼吸ができない」「耳が聞こえにくい」など患者さんの基本的な情報がわかるので、患者さんに配慮した診療につなげることができています。

図1　初診時カウンセリングのようす

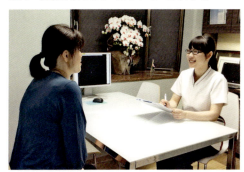

向かい合って、お互いに目線を合わせられるように対面式にしている。言葉だけでなく、表情や仕草からさまざまな情報を取得できる。

カウンセリングシートで深層ニーズを知る

　初診時カウンセリングでは、主訴などについて詳しく聞くのはもちろん、他に気になるところはないか、今までに歯医者さんで嫌だったことはないか、などについても時間をかけて細かく聞いていきます。

　新たに作成したカウンセリングシート(**図2**)には、主訴や既往歴についての質問に加え、「これまでに歯科医院に通って、これはもうされたくない、不安・不満だった、困った、気にいらなかったということはありませんか？」という項目を設けました。すると、「麻酔がイヤだ」「歯石を取るのが苦手だ」「キーンという機械の音が怖い」などの答えがありました。

　歯科医師には言いにくいこと、診療中には言いにくいことなど、今まで聞くことのできていなかった患者さんの心の声を聞くことができていると感じています。

図2　初診時カウンセリングシート

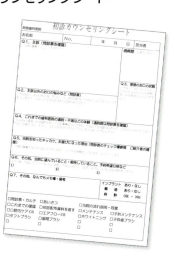

カウンセリングを行ったスタッフ以外でも情報共有しやすいように書き込みをしている。

取り組み2
カウンセリング資料の作成

患者さんのう蝕リスクを見える化

　患者さんのう蝕リスクが目で見えるように「むし歯リスクチェックシート」を新たに作りました(図3)。患者さんには、歯磨きの回数や食事と間食の回数、メインテナンスを受けているかなど現在の状況を記入してもらいます。そして、歯科医師がう蝕や歯肉炎、咬耗や摩耗の有無など現在の口腔内の状態をチェックし、双方の合計点でう蝕リスクを算定するものです。

　その結果、う蝕のリスクを「低・中・高」の3段階で表します。結果をもとに清掃用具の使用状況、口腔内状態、食習慣などを整理して患者さん一人ひとりの特長を見つけ出し、その患者さんができる範囲のことから少しずつ始めてもらうなど細かな指導ができるようになったと思います。

図3　むし歯リスクチェックシート

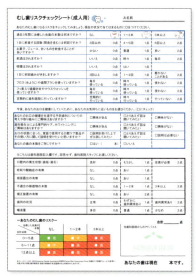

むし歯リスクチェックシートより患者さんの現段階でのモチベーションを把握し、メインテナンスの間隔を決める際の参考にしている。

サブカルテで情報共有

　カルテには、新しく、患者さんの現状や説明した内容、次回の予定や治療の流れなどさまざまなことを書き込める「サブカルテ」を付けました(図4)。これまでは、前回の治療や処置内容を確認する時は、カルテを1枚ずつめくっていたため、時間や労力がかかっていましたが、サブカルテがあることで、これまでの患者さんの情報が一目瞭然です。

　時間短縮になるのはもちろん、**誰がア シストについてもわかる**よう情報共有のツールとしてとても便利です。患者さんにとっても「配慮が行き届いている」と感じてもらえる対応につながるのではないかと思います。

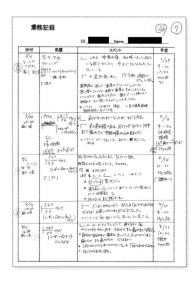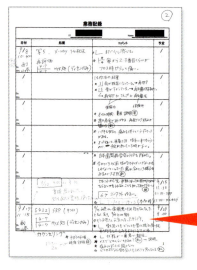

図4　サブカルテ
その日の患者さんの体調や前回行った治療で痛みがないかの確認、日常会話などをメモし、情報の共有を行っている。

来院キャンセル理由やその後のようす。患者さんとのやりとりなども細かにメモしておく。

実践編 ● 歯科医療面接でチェアサイドがここまで激変！ 6医院の実例集

取り組み3
特別感・満足感・安心感を与える

名前を呼ぶ

チェアサイドでの挨拶や声かけの際、「○○さん、調子はどうですか？」「○○さん、倒しますね」など、患者さんの名前を呼ぶことを徹底しています。

名前を呼ぶと患者さんの意識がしっかりこちらに向くので、説明も印象に残りやすいと思います。同時に患者さんに「自分を認識してくれているんだ」と感じてもらえることで特別感を与えることにもなると思います。

顔と目線を合わせる

これまでチェアサイドでは、術者はユニットの右後ろに立って問診をするスタイルで、患者さんと正面から顔を合わせるのは、治療を終え、患者さんが診療室を退出されるときくらいでした。術者の顔がわからないまま治療が進んでしまうのは、患者さんにとっても不安です。

現在は、患者さんに対し90度の位置にいすを置き、目線を合わせて話すようにしています（図5）。患者さんの顔が和やかになっていくようすなど、こちらの受け応えによる反応も目に見えてわかるようになりました。

図5 チェアサイドで患者さんに話し掛ける位置

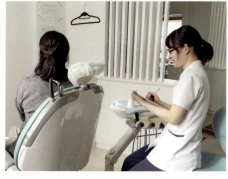

以前は、患者さんと目線をあまり合わすことなく、どの患者さんにも同じように対応していた。これでは患者さんの表情は読み取れない。

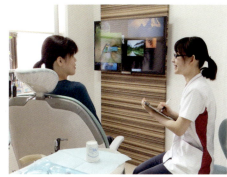

目線を合わせ、患者さんの表情を確認しながら話をすることができ、説明が伝わっているかどうかもわかりやすい。

良いところ、がんばっているところを見つけて褒める

患者さんと信頼関係を結びコミュニケーションをとるためには、悪いところやできていないことを指摘するのではなく、良いところ、がんばっているところを見つけて褒めることが大事です。

たとえば、「ここがきれいに磨けていますね」「歯ブラシがじょうずに使えていますよ」など、たとえそれが小さなことであっても、気づいたことを褒めるように心がけています。

相手のことを思い、相手の立場になって接することで、相手の気持ちになって考えることができると思います。そうすることで笑顔が増え信頼関係が築かれるのだと思います。次回もまた、笑顔で来院してもらえるように"笑顔の貯金"を増やしていくことがなにより大切なことです。

消毒・滅菌対策を見える化

　私たち自身や親族などが患者さんになった時に「どのような環境で治療を受けたいか」を考え、安心安全な歯科治療を心がけるようになりました。

　これまで、診療の際は基本器具セットをトレーの上に置いていましたが、滅菌パックに入れたものをセットし、治療が始まってから、患者さんの前で開けるようにしました。

　また、チェアサイドの術者が触れるところにバリアフィルムというカバーを貼るようにしました。患者さんごとに貼り替えています(図6)。

図6　チェアサイドの消毒・滅菌対策を見える化

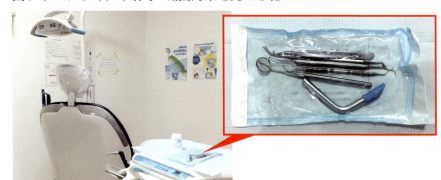

診療中によく触れる部分はディスポーサブルのフィルムカバーをして清潔に保ち、患者さんごとにカバーを交換する。治療中に使用する器具は個別包装した後オートクレーブで完全滅菌する。患者さんごとに新しいパックを用意し、使用直前に開封するので衛生的。

医療面接導入後の変化

スタッフの変化
院内の雰囲気が明るくなった

　初診時カウンセリング導入当時は、「なぜ今までしなかったことを、しなければいけないのか？」という声もあり、スタッフの賛同はなかなか得られませんでした。しかし、導入後しばらくすると、「患者さんがこんな話をしてくれるようになった」など患者さんがついてきてくれるようになり、結果が出てくると、スタッフも積極的に取り組んでくれるようになってきました。

　患者さんを褒めることも増え、医院の雰囲気自体も明るくなったように思います。また、情報の共有もできるようになりました。カウンセリングシートを通して、情報共有ができるほか、今まで見ることのできなかった、スタッフごとの患者さんへの接し方のくふうが垣間見れ、お互いに刺激になっていると思います。

実践編 ● 歯科医療面接でチェアサイドがここまで激変! 6医院の実例集

実際に聞いてみました! スタッフからの声

来院される患者さんは「悪いところをすべて治してほしい」という方ばかりだと思っていたが、「気になるところだけでいい」という方もいて、初診時カウンセリングを通して、**考え方やニーズは患者さんごとに違うこと**がわかった。

アシストするうえで、今までは「調子はいかがですか?」「痛いところはないですか?」など、簡単に同じような言葉を交わして終わっていたが、初診時カウンセリングを導入してからは、**患者さんごとに適した話しかけ方や話題作りができるようになった**。

待合室で患者さんの名前を呼ぶとき、予定時間より5分以上遅れていたら**「お待たせしました」**と言葉を添えるようになった。

患者さんのことをもっと知りたいと思うようになり、これまで以上に**患者さんの気持ちに寄り添うことができている**と思う。

初めて来院された場合、チェア誘導後、どうしたらいいか戸惑う方が多いため**「お荷物は棚の上に置いてください」「スリッパを脱いで横からおかけください」**と声をかけ、スムーズに誘導できようになった。

初診時カウンセリングで患者さんを知ることで、「心配性な方だから治療前に何度か説明が必要だな」「発言が二転三転する方だから再度確認が必要だろうな」「おしゃべり好きな方だから、余裕をもってアポイント時間を設定しよう」など、**トラブルを防ぐように進めることができている**と感じる。

患者さんの変化
満足度が上がり、説明の理解度も深まった

初診時カウンセリングは時間をとりますが、「歯医者での治療が不安だったから初めにゆっくり話を聞いてもらえて良かった」とおっしゃっていただいており、診療を進めるうえでの重要な入口になっていると感じています。

また、カウンセリングルームでは、チェアサイドで説明するときより時間をかけて説明ができるため、患者さんもしっかり聞いてくれて、以前よりも理解度が深まり、気軽に質問もしてくれるようになりました。

実際に聞いてみました! 患者さんからの声

> 親切な応対で、とても感じが良いです。おかげで、治療が終わっても、ちゃんと定期検診に通おうという気持ちになります。

> 清潔な院内で、気持ちよく過ごせます。質問しやすい雰囲気が良いなと思います。

> 今まで、気に入った歯科医院がなく、どこの歯科医院へ通ったらいいのかわからずに、歯医者通いがおっくうになっていましたが、こちらは、先生もやさしくてスタッフの方もみなさん感じ良くて、苦手な歯科医院通いが苦痛ではなくなりました。いつもありがとうございます。

> 初めての外来からていねいに聞いてくれてありがとうございます 不安も 阿部歯科を ていねいな穏やかなスタッフのおかげで 安心に来院できます 遠方とは言え、選んで 良かったです

今後に向けて
患者さんの健康を維持するためにスタッフとともに学び、成長していきたい

これまで、患者さんの歯をできるだけ残せるように知識、技術を学んできました。歯科は治療の時代から予防へとパラダイムシフトが起きていますが、筆者は治療よりも疾患を予防することの方がとても難しいと感じています。それは患者さん自身が気づいていないリスクを伝え、ともに生活習慣を変えていく必要があるからです。そのためには正しい知識を一方的に伝えるだけではなく、日々の生活の中で問題点を感じてもらい、どう改善するか一緒に考えてもらわなければいけません。

予防とは、治療以上に「コミュニケーション」が大事です。医療面接を通じて、患者さんが初めて来院された時よりも健康な状態が続けられるように、患者さん、スタッフとともに学び成長できるような医院を目指したいです。

From Dr.西田　阿部歯科医院の"宝"みつけました

患者さんの考えを否定するのではなく、まずは受容する

阿部歯科医院では、初診時カウンセリングシートにおいて「これまでの歯科受診で何か困ったことや、気になったことはありましたか？」と積極的に尋ねている点が目を引きます。

医科歯科問わず、患者さんは往々にして何らかの不満を抱えているものですし、ネット上の情報などから自分で診断し、治療方針まで決めていることさえあります。これを医療面接学では"解釈モデル"と呼びます。

その内容は多岐にわたりますが、大切なことはこれらを否定することなく"一旦はすべて受容して記録する"点にあります。その上で、信頼関係を構築していけば、患者さんは自然とこちらの話に耳を傾けるようになります。

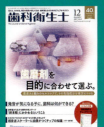

歯科衛生士
The Journal of Dental Hygienist

見える。つかめる。明日の臨床が楽しくなる！ 歯科衛生士のためのビジュアルマガジン

the Quintessence 姉妹誌

毎月10日発売
A4判変型
定価 1,500円（税別）

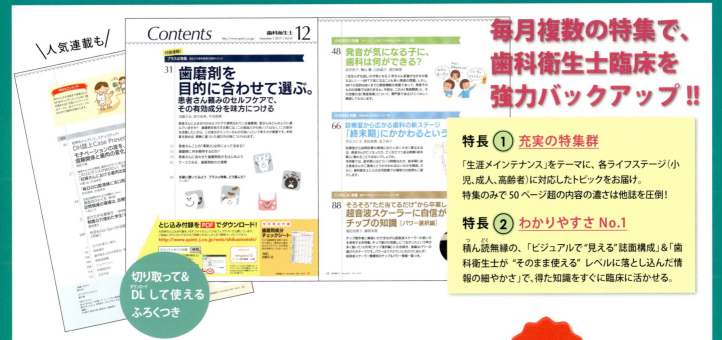

毎月複数の特集で、歯科衛生士臨床を強力バックアップ!!

特長① 充実の特集群
「生涯メインテナンス」をテーマに、各ライフステージ（小児、成人、高齢者）に対応したトピックをお届け。
特集のみで50ページ超の内容の濃さは他誌を圧倒！

特長② わかりやすさNo.1
積ん読無縁の、「ビジュアルで"見える"誌面構成」＆「歯科衛生士が"そのまま使える"レベルに落とし込んだ情報の細やかさ」で、得た知識をすぐに臨床に活かせる。

切り取って＆DLして使えるふろくつき

ドクター向け書籍とのコラボ記事も多数　チーム医療に強い！

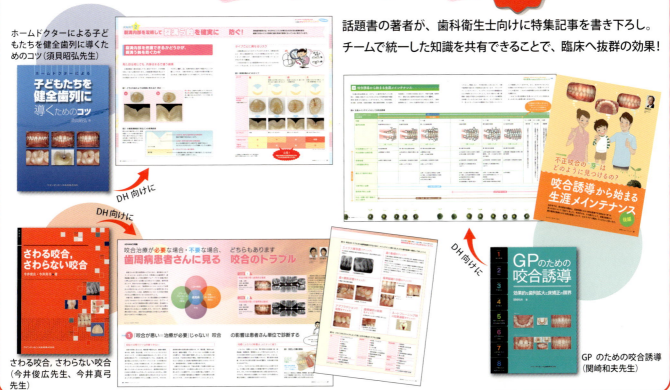

話題書の著者が、歯科衛生士向けに特集記事を書き下ろし。チームで統一した知識を共有できることで、臨床へ抜群の効果！

ホームドクターによる子どもたちを健全歯列に導くためのコツ（須貝昭弘先生）

さわる咬合，さわらない咬合（今井俊広先生、今井真弓先生）

GPのための咬合誘導（関崎和夫先生）

QUINTESSENCE PUBLISHING 日本
クインテッセンス出版株式会社
〒113-0033　東京都文京区本郷3丁目2番6号　クイントハウスビル
TEL. 03-5842-2272（営業）　FAX. 03-5800-7592　http://www.quint-j.co.jp　e-mail mb@quint-j.co.jp

Clinic 5
むね歯科クリニック 髙木宗弘院長

患者さんの笑顔を生む
くふうは受付から診療室
までシームレス!

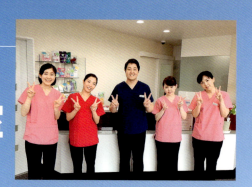

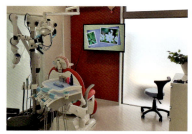

完全個室タイプの診療室。

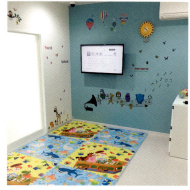

チェアのないキッズルーム（診療室）。

医院DATA

　当院は2016年8月に開院した新しい歯科医院です。「皆さまに笑顔あふれる幸せな生活を提供する」を理念に掲げ、患者さんとスタッフ、地域の方、その他医院にかかわるすべての人に幸せになってもらえるよう、日々精進しております。

　医院は、患者さんやスタッフがゆったり過ごせるように、全体的に空間に余裕をもたせた造りです。1階が診療スペースで、チェアは4台。半個室タイプが3台と完全個室タイプが1台あります。その他、チェアを置いていない完全個室のキッズルーム（診療室）もあります。医療面接はチェアサイドで行っています。

　8月の開院直前に、西田 亙先生の医療面接セミナーを拝聴しました。実は筆者はそれまで医療面接について学ぶ機会がなく、単に診断をするための情報を患者さんから聞き取る手段と考えていた程度でした。しかし、セミナーの冒頭で西田先生がおっしゃった「医療面接は患者さんとスタッフ双方が倖せになる学問」という言葉が、まさに当院の理念と同じだったことで、興味がわき、セミナー終了時には考え方が180度変わっていました。患者さんの宝を見つけ、日々楽しんで診療する。患者さんに敬意をはらい、患者さんに共感し、患者さんもスタッフも皆ハッピーになる。患者さんの恐れに喜びを加えて勇気に変える。患者さんに楽しんで医院に来ていただく。それらの宝を西田先生からいただきました。

診療理念
- 「皆さまに笑顔あふれる幸せな生活を提供する」……患者さんはもちろん、スタッフ、協力業者、地域全体を幸せにしたい。

立地条件
- 高松市の南部に位置。中心部に隣接した昔からの住宅街で、片側二車線の幹線道路沿いにある。最近、学校区の人気が高くマンションの新設が盛んで、若い世代のご家族が増えている。転勤族も多い。

患者層
- 乳幼児から高齢者まで幅広いが、小さな子どものいるファミリーが特に多い。

スタッフの人数
- 歯科医師1名、歯科衛生士3名、受付1名。全員が常勤。

アポイントの時間
- 初診のアポイントは60分、うち医療面接にかける時間は10分程度。
- 再診のアポイント時間は処置によりさまざま。そのうち医療面接の時間は1〜5分程度。

1日で診る患者数
- 20〜25人程度。そのうち、歯科衛生士のみが対応する患者さんは約半数。

診療状況
- 歯科医師は、天然歯を長持ちさせることを重点においた診療を心がけている。歯科医師・歯科衛生士の処置はすべて拡大視野で行っている。
- 歯科衛生士は担当制をとっている。

実践編 ● 歯科医療面接でチェアサイドがここまで激変！6医院の実例集

ウチ流！ 歯科医療面接

西田先生の医療面接セミナーを受講後に開院したため、開院当初から取り組みを始めることができました。当院で行った主な取り組みは、①受付も医療面接の場として使う、②担当歯科衛生士制の導入、③親子での来院にはひと手間かける、の3点です。

取り組み1
受付も医療面接の場として使う

入口のドアが開く前から笑顔でお迎えする

　当院は外部から受付がつねに見える造りになっているため、**受付では笑顔を絶やさない**ように心がけています（図1a）。患者さんの来院時も、入口の自動ドアが開く前から笑顔でお待ちしていることになります（図1b）。

　ドアが開いたら、元気な声で挨拶します。午前11時までは**「おはようございます」**、それ以降は**「こんにちは」**と、時間によって挨拶の言葉を統一しています。特に小さな子どもには、**「〇〇ちゃん、こんにちは」「〇〇くん、こんにちは」**と、名前を呼んで元気に挨拶する（図1c）だけでも、緊張が和らぐようです。

図1　受付は笑顔を絶やさない

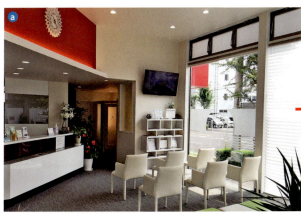

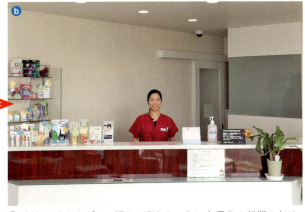

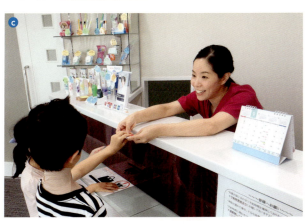

ⓐ受付は、大きなガラス張りの窓からつねに丸見えの状態のため、ⓑつねに笑顔で出迎えるよう心がけている。ⓒ小さな子どもには元気に挨拶！

問診票を渡す際に、口頭でも悩みを聞く

初診の患者さんに問診票をお書きいただく際は、いきなり事務的に問診票を渡すのではなく、口頭でも気になるところをお伺いするようにしています（図2）。患者さんの悩みを聞き、スタッフ間で情報共有することにより、患者さんに安心していただくようにしています。また、同じことを何度も言わせてしまうわずらわしさや、「受付で言ったことが伝わってないのでは？」と不安に感じさせないように気をつけています。

ちなみに、問診票には当院のマスコットキャラクター「むねまる」（矢印）をプリントし、患者さんに和んでいただくとともに、感謝の気持ちをお伝えしています。

図2 口頭でも気になるところをうかがう

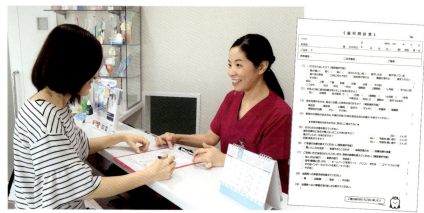

予約時にうかがった内容について、再度確認し、痛みや症状のある部位、症状の内容などを聞く。さらに「他に気になることはないですか？」と一言かけると、「前のところでは先生が怖かった」「痛くないようにしてほしい」などといった、歯科に対する不安や要望などを教えていただけることもある。

診療後も思いを聞く

診療後も、受付で「大丈夫でしたか？」「説明でわからない点はありませんでしたか？」とお声がけしています。診療後の受付は、診療室での緊張が解けて患者さんがいちばんリラックスできるところなので、診療室内で聞き取れなかった思いをお話しいただけることもよくあります。たとえば、「自分の口の中を写真で撮って見せながら説明してくれたおかげで、これから治療していかなきゃいけないんだということがわかりました」「わからないことを聞いたら、先生が全部教えてくれたので安心しました」など、診療前の緊張していた表情が緩み、笑顔でこれからの通院を前向きに楽しみに受け入れてくださっていると感じることが多いです。

取り組み2
担当歯科衛生士制の導入

歯科衛生士の担当制で、より深い信頼関係の構築を期待

当院では、毎回1人の歯科衛生士が同じ患者さんを担当する担当制を導入しています。初診から治療が終わるまでの間、患者さんと多く接するのは歯科医師（筆者）のほうですが、治療後のメインテナンスでは、ほとんどの時間を歯科衛生士が接するようになります。患者さんと多くの時間接する者を同じ歯科衛生士にすることによって、患者さんとの深い信頼関係が築けると考えています。

呼び入れ時は、待合室に患者さんを迎えに行く

　当院の待合室と診療室の間は、引き戸で仕切られています。患者さんを診療室へお呼びするときは、担当歯科衛生士が引き戸を開け、まず「〇〇さん」と、名字でお呼びします。それから、待合室にいらっしゃる患者さんの元まで迎えに行き（図3）、一緒に診療室へ入ります。このとき、待合室のイスに座っている患者さんに目線の高さを合わせるようにしています。

　診療室のチェアまでは患者さんを先導し、手荷物置き場の場所と土足でチェアに座っていただくよう案内します。

図3　待合室・診療室の位置関係と呼び入れ時の歯科衛生士の動き

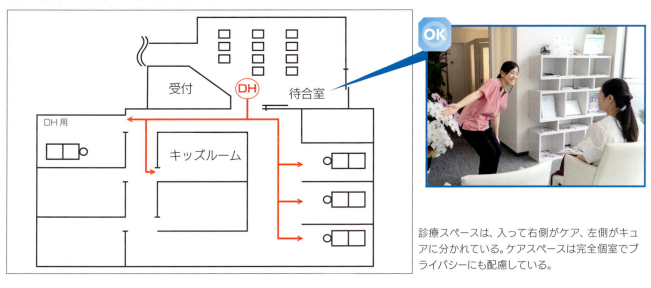

診療スペースは、入って右側がケア、左側がキュアに分かれている。ケアスペースは完全個室でプライバシーにも配慮している。

初診時の医療面接は、思いを汲みとる&共感を伝えることに注力する

　初診時の医療面接では、歯科衛生士は図4のように患者さんの正面から横にずれた位置に座ります。ここでも目線の高さには気をつけています。

　自己紹介や来院していただいたことへのお礼を述べた後、患者さんのフルネームを確認し、問診票にしたがって進めていきます。その際気をつけているのは、開かれた質問をし、その答えを患者さんが話し終わるまで聞くようにすることです。これは、思っていることをすべて話していただくためで、話し終えても、さらに他に何か気になることがないかをたずねて、患者さんが「ありません」と言うまで聞くようにしています。また、患者さんの思いや悩みに共感し、それを表情と相づち、送り返し、妥当化で表現します。

図4　医療面接における患者さんと歯科衛生士の位置関係

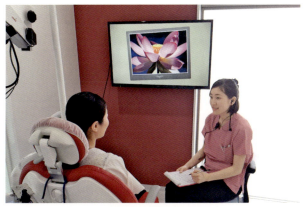

正面斜め45度くらいの角度で目線の高さを合わせるようにする。ケアルーム自体も、圧迫感を与えないように広めのつくりにしている。

来院のたびにフィードバックを行い、スタッフ全員で情報共有

　来院のたびに**前回までのフィードバックを行い、改善された点を探して褒める**ようにしています。

　また、「**今現在の思い**」を必ずうかがうようにしています。信頼関係ができてくると、患者さんは、初診で聞き出せなかった心の奥に隠れている思いも話してくれるようになります。

　こうして得た情報は、「**コミュニケーションシート**」を活用して、**スタッフ全員で共有**しています（図5）。

3歳・男児
- ×月　キッズルーム。泣きながらもお口開けてくれる。トムとジェリーが好き。
- ×月　トムとジェリーを見ながら、チェアでお母さんと一緒にじょうずにできた。

38歳・女性
- 治療後ふらつきがあった。休息をはさみながら治療・SCした方がいいかも。時々チェアを起こしてあげてください。

61歳・男性
- 以前は血糖値160ぐらいあったが、最近90ぐらいになった。最近運動もされている。「歯のケアと運動は大事ですね」とのこと。
- 5歳上のお兄さんが総義歯になって、歯を失ったことを後悔されてるそうで、それを身近で見てきたのでメンテナンスの重要性について理解いただけた。

56歳・女性
- ×月　持病で咳がよく出るとのこと。「ご迷惑おかけします」と恐縮されている。ようす見ながら治療するよう注意。
- ×月　最近咳が悪化している。薬が効かないそう。

図5　コミュニケーションシートで共有した情報例
コミュニケーションシートは、カルテとは別に、家族構成、趣味、最近の出来事、購入物品など、患者さんについて知り得た情報を何でも書き留めている。スタッフ全員で患者さんの情報を共有でき、来院時の話題のネタとして使え、信頼関係の構築・向上に貢献している。

視覚に訴える資料でわかりやすく治療内容を説明する

　その日の治療内容を説明する際は、**口腔内写真や治療説明用の画像・動画を積極的に活用**して、患者さんが視覚的に理解しやすいことを心がけています。

　特に、**治療のたびに、治療前後（余裕があれば最中も）の口腔内写真を必ず撮影し、患者さんに見てもらいます**。

　毎回、写真などの"見てわかる"資料を用いて説明することで、患者さんがご自分の口腔内が良くなっていくことを実感して、治療へのモチベーションが上がる効果を狙っています。

退室時も待合室までお見送りする

　治療が終わって、患者さんが診療室を退出される時は、次回の予定を説明し、治療をがんばっていただいたことへのねぎらいをこめて**「お疲れさまでした」**と声をかけます。そして、待合室までお見送りし、**「お大事に」**と頭を下げます。

取り組み3
親子での来院にはひと手間かける

診療室に入る前に、子どもと信頼関係を築く

当院には、小さい子どもが多数来院します。まず、初診時に**保護者が問診票を書いている時間や、診療室へ呼ぶ準備ができるまでの間は、歯科衛生士がキッズスペースで子どもとコミュニケーションを取っています**（図6）。保護者の手を煩わせないというメリットもありますが、何より子どもが歯科衛生士と仲良くなってから診療室に入ると、安心して治療を受けられるようで、一石二鳥です。もちろん、小さな子どもにも目線の高さを合わせて話すよう心がけています。

図6 キッズスペースでのコミュニケーション

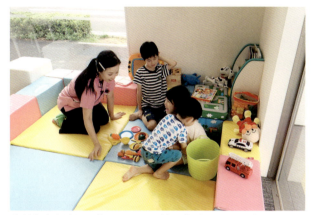

歯科衛生士がキッズスペースで一緒に遊ぶことで、子どもにリラックスしてもらい、スムーズに治療に移行できるようにしている。

子どもも大人と対等に扱う

診療室では、1人でチェアに座るのが難しい子どもは保護者と一緒に座ってもらい、knee to kneeの体勢で口腔内を確認します。治療が初めてだったり、怖がったりする子どもには、自分のむし歯を写真で確認してもらったり、治療の手順を実際口腔外でやって見せたりして、本人が理解できるように説明しています。**子どもであっても対等な立場に立って対応**しています（図7）。

治療中は、子どもが不安にならないように頻繁に声をかけます。できたことに対して過剰に褒めるのは、大人と一緒です。子どもに対してできないことを怒ってもできるようにはなりませんが、できたことを褒めるとどんどんできるようになります。たとえ治療がじょうずにできない時でも、何か良かったことを褒めるようにしています。まさに、「心に貯金作戦」です。

診療後、待合室に戻るときにはハイタッチをします。==「よくがんばったね」==と笑顔で見送ると、子どもたちの表情に自信が表れるのがわかります。

図7 子どもへ説明しているようす

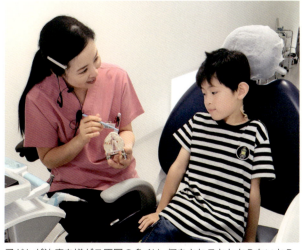

子どもが治療を嫌がる原因の多くは、何をされるかわからないから。模型などを用いてこれから行う治療を具体的に説明している。

医療面接導入後の変化

患者さんの変化
安心や信頼から紹介患者が増えている

　当院は、開院時から西田先生の医療面接を取り入れてスタートしました。1年経ち、来院患者さんが右肩上がりで増加しています。**クチコミでの紹介や、家族の紹介での転院などが多く、「評判が良いから」と来ていただける**ようです。

　受付でお伺いした感想からは、「今までは歯医者が怖くて行けなかったけど、ここなら安心して通える」「歯医者に来るのが楽しくなった。もっと早く来ればよかった」「今までのところは何をされているのかわからなかったけど、ここは話を聞いてくれて、写真や動画でしっかり説明してくれるから信頼できる」と喜んでいただけていることがわかります。特に、小さな子どもを連れてくる保護者からは、「他の医院では全然ダメだったのに、ここではちっとも泣かずにできた！」と、喜びの声をいただけています。これは、スタッフの子どもを想う気持ちで成り立っています。

スタッフの変化
患者さんの笑顔がモチベーションに

　患者さんが喜んで通院してくださることは、スタッフにとっていちばんのモチベーションになります。院内は、患者さんと歯科衛生士の明るい笑い声が多く響くようになり、メインテナンスで歯科衛生士に会うのを楽しみにする患者さんも増えました。さらに、診療内容についてだけでなく、歯科以外の悩みやご家族の不幸など話しづらいことも話してもらえるなど、患者さんからの信頼を実感でき、歯科衛生士側も患者さんに会うことが楽しみになっているようです。

今後に向けて
"三方よし"の歯科医院を目指して

　西田先生もおっしゃっているように、患者さんの口腔内や全身の健康を維持していくためには、幼い頃から定期的に継続して患者さんを診ることができる歯科が、大きな役割を果たせると思います。健康を守るには定期的に来ていただくことが必要で、定期的に来ていただくためには来院することが患者さんの利益につながらなければなりません。

　患者さんの定期来院には、医院全体で取り組むことも大切ですが、もっとも重要なのが、来院のたびに患者さんと長い時間を共有する歯科衛生士の存在です。歯科衛生士が専門的な知識や技術を習得・向上したうえでの施術は必須です。でも、何よりも大切なのは、患者さんがきて楽しいと感じる場所を作る能力だと考えています。

　西田先生の医療面接は、その最良の手段であると確信しています。医療面接を通して患者さんと信頼関係を築き、本当の家族のようになれることを目指してがんばります。そうなれば、患者さんもスタッフも幸せになり、医院の経営も潤います。まさに皆が笑顔になれるのです。これからも、笑顔あふれる幸せな生活を提供するために医療面接を精進していきます。

　最後になりましたが、このような機会をいただいたすべての方に感謝いたします。

From Dr.西田 むね歯科クリニックの"宝"みつけました

受付だからこそ見える患者さんの姿を共有する仕組み

　最初のセミナー当日、優しそうな院長先生の横で、積極的で明るい奥様が一緒に参加されていたことを、私は今でもよく覚えています。お話を伺うと、当時はまだ開院前だったむね歯科クリニックの受付を、奥様が担当されるということでした。この報告にも書かれていますが、受付は患者さんと家族にとって、最初に出会うスタッフですから、その役割はきわめて重要です。受付が、その歯科医院の印象を決めると言っても過言ではありません。そして、受付にしか見えない、聞こえない、患者さんの姿もあります。この意味で、「コミュニケーションシート」の活用は効果的でしょう。

Clinic 6
新枝歯科医院 新枝誉志也院長

とにかく患者さんとたくさん話せるシステムを開院までに構築した

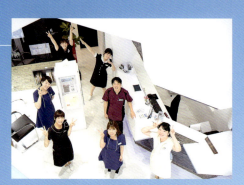

医院DATA

当院は、2016年11月21日に開院しました。幸いにも開院前に西田 亙先生のお話をうかがえたこともあり、建築段階から医療面接に適した部屋割りや空間をつくったり、患者さんが本当に安心して通院できる仕組みをつくったりすることができました。

日本では、患者さんにとって「歯医者さんは怖いところ」というイメージが強く、そのイメージを緩和するために花や絵画を飾る歯科医院は多いと思います。筆者は、「それならば、初めから"歯科医院"を造らない」という逆転の発想から、「自分が落ち着く空間="美術館"に歯科医院の機能を持たせる」をコンセプトに、医院づくりを始めました。

目指す空間は、「近未来的な美術館」。診療室や待合室だけでなく、患者さんが通る通路さえも、通るだけでワクワクするようなデザインになっています。チェアは、半個室タイプが3台、オペ室を兼ねた完全個室タイプが1台で、その他に完全個室のカウンセリングルームがあります。

当院の診療理念の1つ「メリットだけではなくデメリットも説明し、患者様の納得のいく治療を行う」を叶えるために、スタッフ全員に患者さんときちんと話すスキルを身に付けさせたい思いから、西田先生の医療面接セミナーを受講しました。

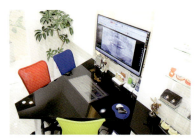
カウンセリングルーム。

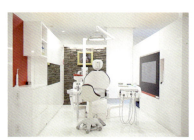
半個室タイプの診療室。患者説明用に大きなモニターを設置。

診療理念
- 「自分や家族にも施したい治療を行う」
- 「メリットだけではなくデメリットも説明し、患者様の納得のいく治療を行う」
- 「原因を考え、1本の歯だけでなく、お口全体や全身とその将来まで考慮した治療を行う」

立地条件
- 片側2車線で車通りの多い県道10号線に面した東山崎町にある。現在急速に開発が進んでいる地域。

患者層
- 自家用車で来院する方が多く、小児からお年寄りまで幅広い。

スタッフの人数
- 歯科医師(院長)1名、歯科衛生士4名(常勤1名、非常勤3名)、受付1名、歯科助手1名(受付補助&診療補助担当)。

アポイントの時間
- 初診時1時間30分。うち医療面接は、カウンセリングルームで15分程度。全スタッフをトレーニングし、誰でも担当できるようにしている。
- 再診時以降の診療は1～2時間(診療内容による)。2回目来院時に行うセカンドカウンセリングは15～30分。基本的にスタッフが行う。治療途中や治療方針決定の相談も適宜受けつけているが、より高次のトレーニング・教育を受けた一部のスタッフが行うため、担当制にはしていない。

1日で診る患者数
- 開院したばかりということもありバラつきはあるが、15～20人前後。

診療状況
- 歯科医師(院長):各種疾病と・咬合・審美面・機能面の診断と原因の追究。治療方針・歯科の知識についての説明。患者さんの希望の方針に従った治療。
- 歯科衛生士:院長の診断と説明に基づいた治療方針を患者さんと相談し、決定。口腔衛生指導、口腔内の清掃、各種診療補助など。

ウチ流！歯科医療面接

西田先生の医療面接セミナーを受講してから開院までスタッフ全員で準備や練習をし、スタートしました。当院で行った主な取り組みは、①初診時医療面接＆セカンドカウンセリングで徹底的に話す、②カウンセリングツールにこだわる、③ロールプレイングで猛特訓、④役割によって患者応対を使い分ける、の4点です。

先述のとおり、当院は西田先生の医療面接セミナー受講後に建築・開業したため、すべてがその影響を受けています。医療面接とそれに連なる診療体制は、当院では開業当初からのルーティーンとなっていますが、開業後もバージョンアップを続けています。

診療の空き時間や新人スタッフが入った際に、必ず一から医療面接の勉強と練習を行い、つねに新鮮な気持ちで患者さんに接することができるよう、心がけています。

取り組み1
初診時医療面接＆セカンドカウンセリングで徹底的に話す

初診時医療面接①スタッフによる情報収集

初診の患者さんが来院されたら、まず待合室（**図1a**）で問診票の記載と血圧の測定（**図1b**）を行っていただきます。医療面接を担当するスタッフが問診票をチェックし、患者さんの主訴や既往歴、アレルギーなどを確認して、初診時医療面接で聞き逃してはならないことなどをある程度頭に入れたうえで、患者さんをカウンセリングルームへ誘導します。

医療面接に入るときは、必ず担当者が名札を示しながら自己紹介を行い、P.82のカウンセリングシートをもとにお話をうかがいます（**図2**）。その後、患者さんには一度待合室にお戻りいただき、その間に担当したスタッフから院長へ報告を行います。

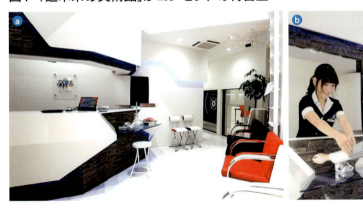

図1　「近未来の美術館」がコンセプトの待合室

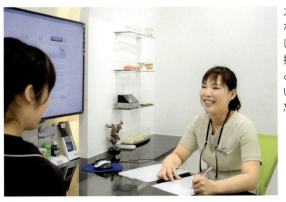

図2　初診時医療面接を行うスタッフ

カウンセリングシートに基づきながら、患者さんにリラックスしてもらえるよう多少の雑談を挟むこともある。歯医者が怖いところだという先入観を忘れていただけるよう、つねに笑顔は忘れない。

初診時医療面接②必要な処置＆歯科の基本の説明

院長への報告が済んだら、今度は、チェアへ誘導します。その時の院内の状況や行われている治療にもよりますが、プライバシーへの配慮と、患者さんが心おきなく話せるように、初診時は可能な限り完全個室の特別診療室（図3）にお通しするようにしています。

チェアサイドでは、まず応急処置を行い、次にその患者さんの現状や必要に合わせて、エックス線写真撮影や口腔内写真、歯周組織検査などといった資料を採取します。

その後、10分程度で、お口の中や歯の構造の話、基本的なエックス線写真の見方の説明を診療スタッフが行います（図4）。これには専用のスライド（図5）を用います。

図3 完全個室の特別診療室

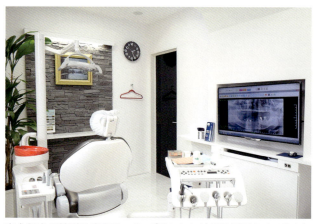

完全個室の特別診療室は、インプラントなど外科処置のオペ室としても使用しているが、患者さんの悩みや相談の内容が外部に聞こえないよう、プライバシーに配慮して初診時医療面接にも使っている。

図4 スライドで歯科の基礎知識を説明

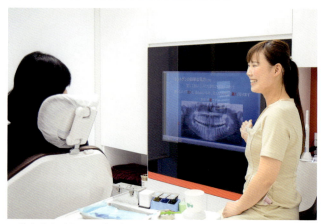

口腔全体を確認した後、院長の説明の前に、専用のスライド（図5）で歯や歯周組織、咬み合わせについての基本知識を患者さんに説明する。この説明は全診療スタッフが行えるようトレーニングしている。

図5 オリジナルで作成した患者説明用スライドの一部

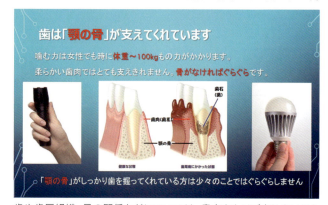

歯や歯周組織、骨の関係などについては、患者さんはご存じないことがほとんど。これらをお話しした後、ご自身の状態をお話することで、より深い理解が得られる。

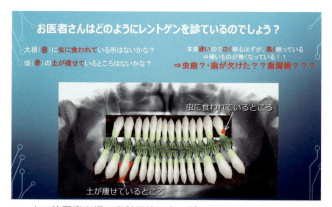

エックス線写真を撮る歯科医院は多いが、その見方や歯科医療者がそれをどのように診断しているかまで話している歯科医院はきわめて少ないようである。当院では、患者さんの身近なものに置き換えイメージしやすいようにくふうしたスライドを使って、エックス線写真の見方をお伝えしている。

初診時医療面接③院長による治療説明

最後に、院長の登場です（図6）。患者さんの口腔の現状と、口腔全体から見てなぜ今の状態になったのか、このままでいた場合どのようになる可能性があるか、現状を改善するために考えられる複数の治療方針や手段について15〜30分程度お話しします。

図6　院長から治療方針などをお話しする

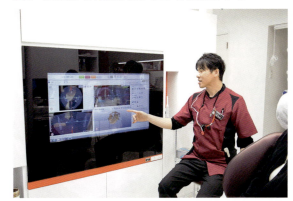

P.80で示したように、事前に基本知識を話しているため患者さんの呑み込みも早い。できるだけ視覚的に理解しやすいよう、症状や治療方針ごとに何種類もあるスライドを、その患者さんの現状に合わせて用いて説明している。

セカンドカウンセリングは基本的にスタッフが担当

2回目の診療時には、必ずセカンドカウンセリングの時間を設けています。セカンドカウンセリングは、よほどの難症例を除いて治療方針を理解できるレベルに達したスタッフが行います。もちろん初診時にも患者さんの疑問にお答えしてはいますが、**初診時に理解できなかったことや家に帰ったらわからなくなったこと、院長には直接聞きづらいことなどを気兼ねなくお話しいただけるように、あえて院長が出ない**ようにしています。

セカンドカウンセリングもカウンセリングルームで行い、患者さんの現状をお見せする壁面モニター（図7a）と、治療方針や選択肢等の説明用スライドなどをお見せするテーブルモニター（図7b）を併用しながら、できるだけ患者さんの疑問を減らせるよう配慮しています。

ただし、これにはスタッフの「院長の治療方針の理解」とスタッフ全員が同じ方向に向かって診療に臨む姿勢が必須です。それをスタッフ全員での共通認識とするため、毎日昼休み後に30分の勉強会を行っています。

図7　2種類のモニターを使い分けて説明

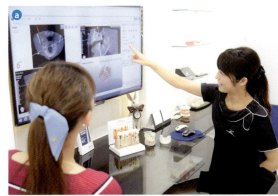
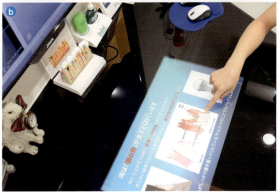

ⓐ40インチの大型モニターで、口腔内写真やエックス線写真、CT画像などを見せ、現状の理解度やわからなかったところを聞きだす。
ⓑテーブル上に埋め込まれたモニターで、説明用スライドを映し、患者さんの理解度の向上や治療方針を一緒に決めていくためのツールとしている。

取り組み2
カウンセリングツールにこだわる

初診カウンセリングシート

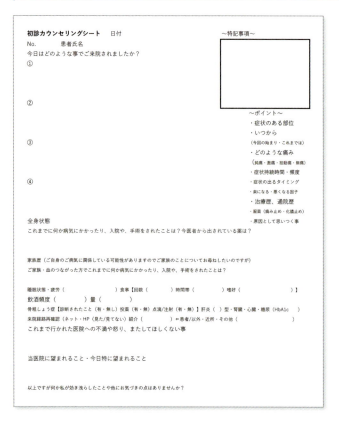

図8 初診時カウンセリングシート
短時間で、患者さんの希望や要点の収集をできるだけ聞き逃さずに行えるようにくふうしている。

初診時医療面接で使用する専用のカウンセリングシート（図8）は、主訴やそれに準ずるものの4つ分の枠を大きくとり、その右横に、それぞれの主訴を聞き取る際、聞き逃してほしくないポイントをカンニングペーパー的に記載しています。これは、担当するスタッフが患者さんとのお話に夢中になってしまっても聞き逃しが起こらないためのくふうです。

また、前医や過去に歯科治療で嫌だった経験もうかがいます。うかがったことの逆を行うと、患者さんはリラックスされ喜ばれることが多いです。このほか、主訴やお悩みが多い方、ご希望の治療がある方もいらっしゃるため、それらもあらかじめ聞き取っています。

オーダーメイドの説明用スライド

患者さんのご希望が多岐にわたる場合や、難症例の場合、治療の選択肢が複雑な場合などは、別途その患者さんに合わせた口腔内の現状と治療の選択肢、治療のメリット・デメリット、対処しないとどうなるかなどについて説明用スライドを作成します。必ず患者さんが納得してから治療に入るようにしています。

取り組み3
ロールプレイングで猛特訓

　このように、医療面接やカウンセリングを行うためには、スタッフにカウンセリングシートを渡して「じゃ、聞いてきて」ではうまく聞き取ることができるわけがありません。聞き逃しが生じたり、事務的になってしまったりして、患者さんに警戒心を抱かせかねません。

　そのため、当院では**開業1ヵ月前から練習期間を設けました。西田先生のセミナーの映像を視聴し、医療面接の心構えと方法を理解したうえで、模擬患者ケース**（図9）**を何度もロールプレイングで練習**しました（図10）。模擬患者は基本的に医療面接・カウンセリングに携わらない受付スタッフが担当。ケースは毎回変え、練習者は何も知らされない状態で練習に入ります。ケースの作成においては、全身状態や家族歴など、聞き逃しがちだが大切なポイントが必ず入るようにくふうしました。

　練習者には、決まり文句以外は「とにかく会話を楽しめ」と伝えています。杓子定規な医療面接・カウンセリングでは、患者さんは心を開いてくれません。聞き逃してはならないこと、絶対に言わなければならないワード、この段階では言ってはいけないことなどは決まっていても、そのほかは患者さん一人ひとりの性格とその時の状況に合わせた臨機応変さが必要だと考えています。スタッフにも性格や個性があります。それを見せた時に患者さんからもご自身の素の部分を見せていただけると思います。実際、カウンセリングルームからは笑い声がよく聞こえてきます。患者さんと笑いながら話せていること、カウンセリングルームから出た患者さんの表情、カウンセリングシートの充実度から、一定の成果が出ていると判断しています。

　医院建築中は場所を借りて、医院完成後は実際のカウンセリングルームでロールプレイングを行いました。**毎回必ず全員でフィードバックを行ったところ、めきめきと上達**し、開業当初の、患者さんが全員初診というバタバタな状況もなんとか乗り切ることができました。スタッフの増員時にも必ず時間をとって同じ練習を行っています。さらに、そのたびに既存のスタッフも練習に参加させ、初心を忘れないように心がけています。

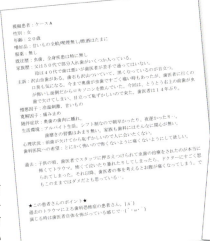
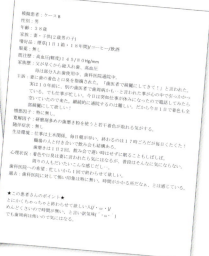

図9　模擬患者ケース例
全部で5パターン。一筋縄ではいかない「何か」を必ず入れこむことで、医療面接をルーティーンワークにせず、スタッフがいつも「何か他の人と違うところがあるのでは？」という意識を持つようになる。

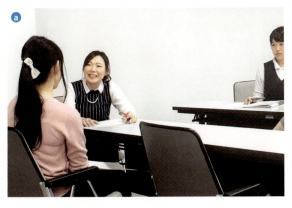
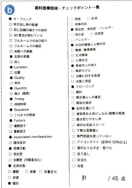

図10　ロールプレイング風景とチェックポイント一覧
模擬患者ケースの内容は、患者役を行う人にしか教えていない。他のスタッフは緊張しない程度に距離をとり、「聞き取れていないことはないか」「自分ならどうするか」とイメージトレーニングしながら、チェックポイント一覧❺をもとに評価する。

取り組み4
役割によって患者応対を使い分ける

診療スタッフは多少フランクでもOK

当院では、**院長や診療スタッフは、**患者さんに対して必要最低限の敬語や敬意は必須としながらも、**なるべく患者さんの心のバリアを壊せるよう、ある程度フランクに話すことを許可**しています。診療中の患者さんの恐怖感を取り除く効果と、スタッフとの距離を縮めることで治療に関して言いたいことが言いやすくなる効果を狙っています。

受付スタッフは“第二の院長”として

しかし、**受付スタッフだけは、できるだけ正しい敬語でていねいに応対**するよう教育しています。受付こそが医院の顔であり、院長以外で唯一その日の全患者さんに対応する“第二の院長”としての役割があると考えているからです。その日の診療の最初と最後だけはしっかりとした応対をしてもらっています。

電話応対は誤解を与えずていねいに

電話応対は、基本的には受付スタッフと歯科助手が常駐し担当しています。**初診予約時には、当院を選んでいただけたお礼や現在のお悩み、その他のご希望まで、必ずうかがう**ようにしています(**図11**)。電話口では表情が見えないため、患者さんに誤解を与えないような応対を心がけています。

電話応対も、さまざまなシチュエーションや性格の模擬患者ケース(**図12**)を作成し、何度もシミュレーションを行ってから実務に就いています。電話応対をする側のスタッフと数人の観察者を1つの部屋に置き、模擬患者役が他の部屋から無料で通話ができるスマートフォンアプリなどで電話をかけて練習します。ここでも、1回ごとに観察者や電話をかけた模擬患者役からフィードバックを行ったところ、大幅なレベルアップがみられました。

電話連絡メモ
月　日　時　分　担当
名前：　会社名等：
患者・付き合い業者・その他業者・歯科関係者・その他
先方折り返し・当方連絡・内容伝聞・お断り・FAX
内容
怪しい時ほどしっかり相手の名前、会社名、部署、担当責任者の名前を聞くこと、復唱する事

図11 電話連絡メモ

パッと見ただけで必要事項が伝わりやすい連絡メモ。

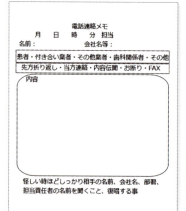

図12 電話での模擬患者ケース例

電話で受けることの多いであろう事案を、初診・再診・相談・クレーム・知人業者・勧誘などの15パターンほど作成。さらに、練習では電話を掛けてきた相手の状態を「普通・怒っている・困っている」で演じ分けさせ、計45パターンの練習が行えるようにしている。

Case1：初診患者（急性期患者）
名前：大貫恵子
主訴：歯が痛い
現病歴：一昨日から痛くて、昨日の夜痛すぎて寝れなかった。今は痛み止めを飲んでいる。
来院希望：できるだけ早くがいい。できれば応急処置希望

Case2：初診患者（健診・掃除希望）
名前：高畑敦子
主訴：最近歯医者に行けていないので、健診希望
現病歴：5年歯医者に行ってない。いろいろ気になるところあり
来院希望：火曜の午後か、土曜希望

Case3：すでに来ている患者
名前：遠藤ゆかり
主訴：昨日治療したところが痛い
現病歴：昨日歯を削った（別パターン：抜歯した・仮蓋が外れた）
来院希望：できるだけ早く。不安

Case4：すでに来ている患者
名前：出来あゆみ
主訴：予約日程を変えてほしい
現病歴：明日の予定だったが、行けなくなった
パターン：抜歯予定・詰め物セット予定・お掃除続き
来院希望：明日以外（任意）

Case5：業者（新規）
主訴：院長に取り次いでほしい
内容：土地を買ってほしい
パターン：株式を買わないか、歯科技工士、内容を言わないがとにかく院長へつなげ

Case6：業者（悪質新規）
主訴：寄付
内容：同和、右翼左翼、その他危険因子
パターン：おしぼり、看板他

医療面接導入後の変化

患者さんの変化
歯科医院に通うのが怖くなくなった

　患者さんからとにかく多くいただくお声が、「こんなにしっかり話を聞いてくれるのは初めて」「こんな話聞いたことがなかった。もっと早く聞いておけば別の治療を選んだのに」「何をされるかがわかるから、そんなに怖くない」でした。

　西田先生もおっしゃっていますが、患者さんはふつう歯科医院に来院するときは恐怖や不安を抱えています。初診時のカウンセリングで、最低限の歯科知識をお教えしてからご自身の口腔内の現状をお伝えすることで、患者さんはなんだかわからないことをされる恐怖から解放されて、安心して治療に臨めているのだと思います。また、その中で、当院での治療が血の通った人と人との間で行われる行為であることも感じていただけ、それも安心につながっていると思います。

　開業1年ですが、新患患者さんの約4～5割は紹介です。来院理由としても「話をしっかり聞いてくれるらしい」「きちんと対話しながら治療してくれると聞いた」という言葉をいただくことが多く、われわれが行っていることの意義を感じることができています。

スタッフの変化
臨床のモチベーションや気づきにつながった

　自分が患者さんと直接会話して、患者さんに関する情報を手に入れているため、多くの情報を頭に入れたうえで診療につけることが、スタッフのモチベーションになっているようです。さらに、筆者が患者さんに追加で聞く内容を傍で聞きながら、「次回ほかの患者さんに面接するときはこれも聞いておこう」「こんなことがわかったら良い治療ができるんだ!」などといった気づきも得られるとのこと。

　徹底的なカウンセリングによって、従来のような歯科医師が主体の治療ではなく、歯科衛生士や歯科助手、そして患者さん自身も治療に主体的に参加できるよいきっかけにもなっていると感じます。

　以下は、当院でもっともたくさん初診カウンセリングに携わっているスタッフの意見です。

　当院が患者さんとのコミュニケーションでとても大事にしていることがあります。それは西田先生に教えていただいた"医療面接"です。私たちスタッフは西田先生が講演し教えてくださった医療面接のビデオを観て、それをもとに練習やイメージトレーニングを積み重ねてきました。P.83に示したチェックポイント一覧表を使い、第三者に採点してもらうことにより、今ではスタッフ皆が9割以上クリアできるようになりました。

　私たちスタッフが患者さんの気持ちになって困っていることを聴かなくてはいけません。「歯が痛い」とお答えいただくにしても、それはいったいどこなのか、それがどんな痛みなのか、いつ痛いのか……皆様一人ひとりがまったく違います。

　また、お話を詳しくうかがうことも大切ですが、共感することもとても大切だと思っています。笑顔と思いやり、そして何より、感謝の気持ちをいつまでも忘れないようにしたいと思います。これからもこの医療面接を大切に、患者さんをお迎えしていきたいと思っています。

今後に向けて
毎日バージョンアップして、進化する歯科医院に

　開業から1年経ち、うまくいっている部分がある一方、課題も毎日見えてきています。歯科医療者からしたら「あたりまえ」と思って説明していても、「そんなところが!?」と思うようなところが患者さんに伝わっていなかったり、後になって患者さんが疑問に思っている点が見つかったりすることは日常茶飯事です。しかし、一人の患者さんが理解できなかったり疑問に思ったりする点は、きっと他の患者さんにとっても同じだと考え、そうした点が見つかったときは、その日のうちに新しい説明用スライドを作成するなどして、すぐに補足説明に使えるようにしています。

　また、毎日昼休みにスタッフ教育を行い、治療方針や新しい説明用スライド、新しい知識などをスタッフ全員で共有できるようにしています。さらに次のステップは、患者さんに相談された際に、「どこまでなら自分が答えていいのか」「どこからは院長に相談すべきか」という見極めを、できるだけすべてのスタッフができることです。もちろん、スタッフ自身が答えられる内容も同時に増やしていってほしいと考えています。

From Dr.西田　新枝歯科医院の"宝"みつけました

初診カウンセリングシートが2回目以降の有効なツールに

　医療面接は、ただ1回で終了するものではありません。来院のたびに繰り返される医療面接は、新たな発見と気づきを私たちに与えてくれます。新枝歯科医院は、初診に加えて「2回目」のカウンセリングを重要視されている点が、特徴的です。初診時、患者さんはえてして緊張し、身構えているため、職業や生活のことなどプライバシーに関する情報は、なかなか話してくれません。しかし、初診時の情報を"種"として、2回目以降の医療面接に役立てると、患者さんはこちらが驚くほどたくさんのことを話し始めるのです。「カウンセリングシート」は、この際に有効なツールとなります。

おわりに

　医療面接に関する書籍は、これまでにも国内外で多数発刊されていますが、歯科医院における実践例が添えられたものは、おそらく本書が世界で初めてでしょう。

　仏教では智慧を、聞慧（もんえ）、思慧（しえ）、修慧（しゅえ）に区別して教えます。聞き、思い考え、修練する、この3つの過程を経ることで、初めて知識は智慧となるからです。

　今回ご登場された6つの歯科医院の院長、副院長先生をはじめ、歯科衛生士、歯科助手、受付の方々は筆者のセミナーを受講後、自院で繰り返し繰り返し"修慧"を重ね、医療面接に熟達されていきます。セミナー受講の5ヵ月後に開催された報告会は、それはそれは感動的な発表で満ち溢れていました。

　セミナー当日、そして報告会に参加された月刊『歯科衛生士』編集部の長谷川さんがこの様子を取材され、そして本書が世に出ることになりました。

　読者の皆様も、まずは本書を通して"聞慧"を行い、次にスタッフの方々とロールプレイングを通じて互いに"思慧"し、最後に患者さんの胸を借りて"修慧"に挑戦していただければと思います。

　医療面接学という知識が智慧になった時、チェアサイドは生まれ変わり、患者さんと皆様に"倖せ"が訪れることでしょう。

にしだわたる糖尿病内科
西田 互

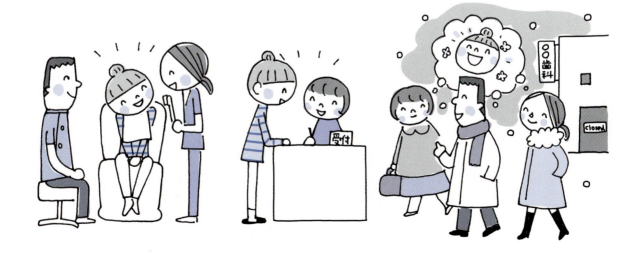

表紙イラスト	しまだ・ひろみ
表紙・本文デザイン	鮎川 廉(アユカワデザインアトリエ)
中面イラスト	しまだ・ひろみ、石川日向

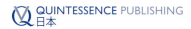

別冊歯科衛生士
信頼がうまれる患者対応の技術
歯科医院のための医療面接スタートガイド

2017年12月10日　第1版第1刷発行

監 著 者	西田　互(にしだ わたる)
著　　者	香川県歯科医療研鑽の会(かがわけんしかいりょうけんさんのかい)
発 行 人	北峯康充
発 行 所	クインテッセンス出版株式会社
	東京都文京区本郷3丁目2番6号　〒113-0033
	クイントハウスビル　電話(03)5842-2270(代表)
	(03)5842-2272(営業部)
	(03)5842-2278(編集部)
	web page address　http://www.quint-j.co.jp/
印刷・製本	サン美術印刷株式会社

Ⓒ2017　クインテッセンス出版株式会社　　　禁無断転載・複写
Printed in Japan　　　　　　　　　　　　　落丁本・乱丁本はお取り替えします
ISBN978-4-7812-0590-8 C3047　　　　　　定価は表紙に表示してあります